Docteur Émile LEULLIER

de la Faculté de Médecine de Paris

De l'Eczéma Arthritique

chez l'Enfant

et spécialement chez le nourrisson

PARIS

L. BOYER, Imprimeur-Éditeur

15, Rue Racine, 15

1901

CONTRIBUTION

à l'Etude de l'Arthritisme chez l'Enfant

De l'Eczéma Arthritique
chez l'Enfant

et spécialement chez le nourrisson

Docteur Émile LEULLIER

de la Faculté de Médecine de Paris

De l'Eczéma Arthritique

chez l'Enfant

et spécialement chez le nourrisson

PARIS

L. BOYER, Imprimeur-Éditeur

15, Rue Racine, 15

1901

A MA MÈRE

A LA MÉMOIRE DE MON PÈRE

DE L'ECZÉMA ARTHRITIQUE CHEZ L'ENFANT

ET SPÉCIALEMENT CHEZ LE NOURRISSON

AVANT-PROPOS

Le titre seul de ce modeste travail, en laissant prévoir
à quelle théorie pathogénique nous allons nous rallier, suffirait à soulever bien des discussions, et nous nous senti-
rions, à la vérité, bien faibles pour apporter notre humble
concours à la « question des Eczémas », si nous n'avions
pour défendre notre théorie, l'autorité de la presque totalité des représentants de l'Ecole Française depuis Bazin,
Devergie et Hardy jusqu'aux maîtres actuels qui, hier
encore, au Congrès de 1900 se levaient en masse pour
défendre notre vieille, quoique toujours rajeunie, théorie
constitutionnelle, et, sinon détruire les « hypothèses »
microbiennes, au moins démontrer combien seules elles
seraient impuissantes si elles ne consentent point à être
tributaires de leur aînée.

Il y a 40 ans Bazin terminait son article sur les arthritides par ces quelques lignes où se retrouvent l'assu-
rance et la confiance en l'avenir que le génie seul peut
donner en matière scientifique.

« Combien n'a-t-il pas fallu d'années de recherches
pour constituer les unités syphilis et scrofule. Que d'erreurs, que de tâtonnements avant d'y arriver. Un jour viendra cependant, nous le disons avec une conviction profonde,

car le présent nous répond déjà de l'avenir, un jour viendra où les dermatoses arthritiques, après tant de luttes, prendront droit de domicile dans la science sur le même rang et aux mêmes titres que les dermatoses syphilitiques. »

Sans doute les théories de Bazin ont eu à essuyer bien des tempêtes, et nous avons pu croire un moment que cet édifice élevé avec toute la peine et toute la sincérité qu'un homme comme Bazin pouvait y apporter, allait s'écrouler sous les coups redoublés venus de l'étranger. Il semble enfin que la découverte du Maître de Hambourg soit l'effort suprême de la lutte, que la victoire reste acquise au camp adverse, quand l'opinion générale se ressaisit en France, les coudes se serrent et l'affirmation des théories de l'école de Saint-Louis s'impose à nouveau au monde, renovée certes, reposant non plus sur les hypothèses, qu'autorisait pour Bazin le milieu scientifique dans lequel il vivait, mais sur des données cliniques et chimiques dont on ne saurait nier la précision ni la valeur. J'ai dit : (et notre génération s'incline avec respect devant de tels travaux !), les noms de MM. Bouchard, Besnier, Brocq, Jacquet et tant d'autres !

Comme nous le verrons au cours de ce travail, l'abondance des travaux tant à l'étranger qu'en France, et, il faut bien le dire. l'esprit de conciliation qui doit présider à toute œuvre scientifique, ont nettement établi l'origine constitutionnelle de l'eczéma. La discussion est close, croyons-nous, il ne reste plus qu'à se mettre à l'œuvre pour porter cette étude à la perfection. Le principe étant donc posé, M. Brocq terminait son rapport en sollicitant les études sur ce point de pathologie, malheureusement encore obscur, et nous avons cru répondre à son appel en apportant à la discussion le peu de connaissances qu'il nous a été donné d'acquérir sur ce point, et surtout l'expérience de notre maître le Dr J. Comby, médecin des Enfants-Malades auquel nous nous faisons un devoir d'exprimer publiquement ici toute la reconnaissance que nous lui devons pour le haut enseignement qu'il nous a prodigué et les marques de sympathie qu'il a bien voulu nous témoigner.

Son récent mémoire sur « *L'Uricémie chez l'enfant* » publié en janvier 1901 dans les *Archives de Médecine des Enfants* est en effet l'exposé de tout un vaste programme que ses nombreuses années de travail et d'expérience lui permettront de mener à bien. Nous serions heureux si, prenant un des éléments de cette discussion, il nous était possible d'apporter quelques documents à l'édification d'une théorie qui doit éclairer d'un jour nouveau toute la pathologie infantile et permettre la synthèse d'une série d'états morbides bien faits pour dérouter le clinicien. En effet au nombre des manifestations de l'arthritisme de l'enfant dont les grandes lignes sont tracées dans les 30 pages de son mémoire, nous trouvons une variété d'eczéma, avec son cadre nosologique spécial, sa symptomatologie, son évolution particulière, variété pour laquelle s'impose la dénomination d'eczéma arthritique et dont nous cherchons vainement la différenciation dans les traités de pédiatrie contemporains, bien que notre Maître l'ait déjà signalé dans son *Traité des Maladies de l'Enfance*.

Si les discussions sont surabondantes à propos de l'eczéma arthritique de l'adulte, il est loin d'en être de même chez l'enfant. La plupart des auteurs n'ont point entrevu toute l'importance de cette classe de dermatoses dans la pathologie infantile, ou, du moins, ne se sont pas crus autorisés (peut-être par suite de la rareté relative des cas observés), à en faire une entité morbide bien définie. M. le Dr Marfan dont l'autorité est universellement reconnue en la matière, dans son article de 1894 sur l'eczéma des nourrissons, ébauche bien la question mais sans la traiter.

Il faut bien à la vérité reconnaître qu'à cette époque l'étude des dermatoses du nourrisson est en pleine activité et que la « dominante étiologique », va, de par les statistiques, à l'intoxication chronique par les ingesta.

Le Dr Comby attire du reste au même moment l'attention du public médical sur les troubles récents ou invétérés de l'alimentation dans la génèse des eczémas et on peut dire que c'est à lui que revient l'honneur de cette conception pathogénique et du traitement approprié, qu'un de ses élèves Millon résumait dans sa thèse de 1893.

Nous croyons toutefois, d'après les observations qu'il nous est donné de publier au cours de ce travail, qu'il y a lieu de créer chez l'enfant comme chez l'adulte une variété spéciale d'eczéma se différenciant nettement, par des caractères propres, de l'eczéma d'origine alimentaire, tout en se rattachant, par ailleurs, à une série d'actes morbides évoluant rarement chez le même individu, plus souvent chez les membres d'une même famille, changeant de type pathologique et que le professeur Bouchard a si magistralement réunis sous le nom générique d'Arthritisme dans son *Traité de Pathologie générale.*

Nous verrons en effet par la suite (que ceci soit dit sans empiéter sur notre sujet) qu'il nous est absolument impossible de faire rentrer dans les deux variétés décrites par M. Marfan tous les eczémas infantiles rencontrés tant dans la clientèle urbaine qu'hospitalière ; qu'il est des cas,où l'on ne saurait incriminer aucune faute alimentaire et où cependant nous assistons impuissants à l'évolution de poussées successives de cette dermatose et cela,parce que si nous avons pu intervenir dans la réglementation des ingesta nous n'avons pu régulariser cette autre machine qu'est l'organisme humain, aux réactions si multiples et dont l'équilibre entre l'assimilation et la désassimilation d'où découle l'état de santé, a été rompu à la faveur d'une tare héréditaire, ayant imprimé à la cellule primitive une déviation de son activité vitale

Nous espérons donc, après avoir établi l'importance de cette classe de dermatoses (peut-être moins rares que nous ne le croyons, car souvent le diagnostic laisse place à l'hésitation) nous espérons, dis-je, pouvoir instituer un traitement rationnel basé comme doit l'être toute thérapeutique sérieuse sur la notion Étiologique et pathogénique. Ce traitement,nous le devons,d'une part aux travaux de M. le professeur Bouchard, de l'autre à l'expérience clinique du Dr Comby,dont nous sommes heureux de pouvoir reproduire les idées.

Puissions-nous répondre dignement à son appel : nous sommes peu confiants en nos forces personnelles, mais nous espérons qu'en suivant ses idées directrices nous saurons rester dans la voie qu'il nous a tracée et rendre hommage à sa science et à sa sagacité clinique.

Tous nos remerciements à notre collègue et ami le Dr H. Chatard, de La Bourboule, pour l'observation qu'il nous a bien voulu communiquer ainsi que pour le traitement hydro-minéral dont nous lui sommes redevables.

Nous nous faisons un véritable plaisir d'adresser un souvenir reconnaissant d'élève à nos Maîtres de la première heure MM. les Docteurs Rendu, Robin, Mercklen et Bonnaire ainsi, qu'aux Dermatologistes de l'hôpital St-Louis.

INTRODUCTION. DIVISION

Avant d'aborder notre sujet il serait bon d'en déterminer les limites et de fixer les termes de la discussion.

I. — Nous verrons d'abord ce qu'il faut entendre par « Eczéma » ou du moins l'idée que nous nous en faisons, et la théorie à laquelle nous devons nous rattacher. Il nous faudra donc dans une courte historique en restreindre l'étendue aux seules données, admises par M. Brocq.

II. — Même confusion du côté du second facteur « l'Arthritisme », mais moins de désaccord cependant au moins quant aux conclusions qui s'en dégagent. Sous quel aspect particulier dans ses rapports avec l'eczéma devons-nous l'étudier chez l'enfant? Avec M. le Professeur Bouchard nous en ferons une « bradytrophie » ou l'élément dominant est la production exagérée de principes toxiques, résultat de combustions incomplètes, ce que depuis ongtemps nous connaissons sous le nom *d'uricémie*.

III. — Tels sont les deux premiers termes du problème. Dégagé alors de tous les impédimenta que les années ont accumulés autour de ces questions nous recherchons les rapports qui unissent les deux facteurs, quelle peut être l'importance de l'arthritisme dans la genèse des **eczémas.**

IV. — Là seulement nous pénétrerons au cœur même

du sujet. C'est alors que, passant en revue les diverses classifications proposées pour l'eczéma infantile, nous verrons
que si les pédiatres ont accepté en principe l'influence prédisposante de la diathèse arthritique sur cette dermatose
bien peu ont consenti à créer pour elle une variété spéciale.

Cette résistance est-elle juste ? Nous ne le croyons pas .

De par l'étude clinique des faits, car la lecture des
observations rapportées ne permet pas de faire rentrer ce type d'eczéma à caractères objectifs spéciaux, en
rapport intime avec des manifestations morbides que nous
sommes habitués à grouper chez l'adulte sous le terme général d'arthritisme, de faire rentrer dis-je cette variété
dans 1° *l'eczéma séborrhéique des suralimentés* ou 2°
l'eczéma à placards disséminés des enfants au biberon
décrits par M. Marfan.

Deux classes auxquelles nous devrons ajouter, si nous
passons à la seconde enfance, *l'eczéma scrofuleux* et *l'eczéma pédiculaire.* Comme dans les cas que nous rapportons, nous ne pouvons trouver aucune cause capable d'expliquer la dermatose en dehors de la diathèse elle-même
force nous sera bien d'admettre que l'arthritisme peut
créer de toutes pièces un eczéma spécial dont nous
rechercherons les caractères différentiels.

V-VI-VII. — Son étiologie, sa description, son diagnostic nous arrêteront assez longuement.

En réalité au cours de ce travail nous nous occuperons
peu de l'eczéma de la seconde enfance, notre intention
étant de ne traiter ici que l'eczéma arthritique du nourrisson que nous considérons comme une des premières manifestations de la diathèse.

Malheureusement comme il s'agit ici d'une maladie essentiellement chronique et que pour pouvoir affirmer son caractère constitutionnel nous avons dû en suivre les manifestations successives chez le même individu quelquefois même chez les divers membres d'une même famille, nous serons conduits à parler de l'eczéma de la seconde enfance, mais ce ne sera qu'incidemment et nous n'ignorons pas l'insuffisance de notre travail sur ce point en particulier.

VIII. — Suit un court aperçu sur la pathogénie de la maladie encore obscure malgré les patientes recherches des dermatologistes actuels, mais dont l'étude triomphera très probablement des difficultés matérielles inhérentes à toute analyse biochimique humaine.

IX. — Enfin dans un dernier chapitre nous verrons quel traitement s'impose comme conclusion de ce travail et nous pouvons dès maintenant prévoir que tous les efforts du thérapeute devront se concentrer sur l'état général du malade, sur sa diathèse.

QU'ENTENDONS-NOUS PAR LE TERME
« ECZÉMA »?

Il est dans la littérature médicale peu de mots dont la définition ait fait couler tant d'encre. Par quelles phases n'a-t-elle point passé ? Cette raison suffi seule à expliquer la nécessité d'un tel chapitre car il faut avant tout savoir sur quoi on discute : ce qu'est l'eczéma et surtout ce qu'il n'est pas.

Retracer ici une historique même incomplète de la question serait hors du sujet et superflu, après le rapport, si documenté de M. Brocq publié dans les *Annales de dermatologie* de 1900. Malheureusement comme l'histoire de l'eczéma infantile est intimement mêlée à celle de l'eczéma de l'adulte, il nous est impossible d'essayer une esquisse de l'un sans entrer dans les détails de l'autre. Ce n'est guère en effet que dans ces dix dernières années que nous voyons les pédiatres s'attacher à différencier ies dermatoses de l'enfance, époque où paraissent en France les travaux des Drs Comby, Marfan Gaucher et les thèses de Millon et Bellot ; les *traités de Médecine des enfants* antérieurs à ces publications ne consacrent que quelques lignes à l'eczéma et ne font aucune tentative de systématisation de cette dermatose. L'eczéma infantile avait dû jusque-là partager les vicissitudes de son aîné, d'abord nettement défini avec l'école de St-Louis, puis voyant s'étendre successivement son empire avec Hardy, menaçant même d'englober toute la dermatologie avec Hebra, jusqu'à ce que l'école Française vint enfin le confiner récemment dans son premier héritage.

Si nous nous reportons au tableau de M. Brocq nous voyons que dans la première période deux écoles sont en présence.

L'école Willanique (Willan-Batemaom) nous donne une première définition de l'eczéma. C'est une affection purement vésiculeuse pouvant être provoquée par des agents d'origine externe ou interne.

L'école de St-Louis lui donne une précision, qui restera la caractéristique de l'Ecole Française. C'est avant tout une *maladie constitutionnelle*. Le nom de Rayer domine ses débuts et doit nous être particulièrement cher. Un trait du génie ne lui avait-il pas tout fait entrevoir ? « Théorie parasitaire par la contagion, intoxication alimentaire (et en cela il a été le précurseur des pédiatres actuels), influence nerveuse, altérations chimiques ».

Mais c'est avec Bazin (1862), que se dessine exactement le sens du mot eczéma. « C'est une affection de la peau caractérisée à sa période d'état par l'existence des vésicules petites, acuminées, agglomérées sur une surface plus ou moins étendue et contenant un liquide séreux et transparent qui se concrète en lamelles plus ou moins épaisses, et, ensuite, une simple exfoliation épidermique ».

Voilà pour l'observation clinique, cherchant d'autre part une classification pathogénique des eczémas, il ne se contente plus des idées de ses prédécesseurs, il va plus loin que Rayer, et, ne possédant pas de bases scientifiques assez solidement établies, il a le tort de leur substituer des hypothèses et des mots qui, pour n'être ni pompeux ni vides de sens (comme on le lui a reproché), ne pouvaient résister plus tard à une critique plus sérieuse et devaient jeter sur leur créateur un discrédit certainement immérité. L'arthritis, l'herpétis, la scrofule étaient, sans doute, comme toute théorie obscure et compliquée, destinés à disparaître, mais l'idée maîtresse qui les avait engendrés : la conception diathésique de Bazin, dégagée de ces distinctions trop subtiles, n'en était pas moins bien établie en France et devait porter ses fruits. Il s'était du reste lui-même expliqué sur ce point : sans s'illusionner sur son ignorance, il reconnaît de lui-même qu'il n'a voulu voir dans ces trois termes qu'une série de prédispositions morbides, causes premières des éruptions. « Le lien admis entre le groupe des maladies arthritiques est, dit-il, très mal connu dans son essence, mais il serait tout aussi contraire à l'esprit scientifique de le nier avec rigueur que de l'affirmer avec présomption. Un ensemble de raisons et de faits en série logique, portent beaucoup de médecins à en supposer l'existence, peu d'entre nous, avouons-le ont travaillé à en pénétrer la nature ». Nous savons aujourd'hui ce que valaient d'une part « les caractères généraux qui lui servaient à distinguer les arthritides des autres affections de la peau et notamment des herpétides, de l'autre des caractères particuliers communs à un certain nombre d'entre elles et qui lui permettaient de les scinder en différents groupes, mais nous sommes forcés de rendre hommage à la profondeur de cet esprit systématique dont la conception devançait « l'eczématisation » du chef actuel de l'Ecole Française.

Hardy recule au contraire les frontières de l'Eczema en lui refusant ce qui pour ses prédécesseurs était son caractère exclusif : la vésiculation. Il ouvre ainsi la voie aux exagérations et aux généralisations d'Hebra pour qui cette dermatose englobe la presque totalité de la dermatologie. Ne voulant, pour baser ses théories, que des faits expéri_ mentaux, le Maître de l'Ecole de Vienne croit avoir produit l'eczéma par l'action locale d'irritants sur la peau et ne s'aperçoit pas du manque d'identité entre les lésions ainsi produites et l'eczéma vrai. Partant d'un principe faux mais en déduisant des conclusions logiques, il fait rentrer successivement l'impetigo, le lichen, les pityriasis et jusqu'aux psoriasis, dans sa description, et papules vésicules, plaques rouges secrétantes, pustules, croûtes desquamation, ne sont plus que des formes de l'eczéma C'est de ces bases erronées, et doublées de l'hypothèse d'un trouble de l'innervation, expliquant le trouble circulatoire, qu'est née une théorie qui devait si longtemps tenir en échec les doctrines diathésiques.

En Angleterre, Wilson, successeur de Willan-Bartemann s'affirme au contraire partisan de la théorie constitutionnelle et se rattache ainsi indirectement à l'arthritisme et à la scrofule de Bazin, à l'herpétisme de Hardy, émettant lui aussi une hypothèse « hypothèse qui n'est à la réalité que l'expression d'un fait : la prédisposition de certaines personnes à avoir de l'eczéma » ; c'est ce qu'il appelle sa « diathèse eczémateuse ». Elle se manifeste, d'après lui, « par l'aptitude de la peau à devenir malade sous l'influence d'une cause accidentelle quelconque qui trouble les fonctions générales de la santé. Chez le possesseur d'une diathèse eczémateuse, les conditions qui occasionnent une dyspepsie, une bronchite ou un rhumatisme chez une personne apte à ces diverses tendances, produisent chez lui un eczéma. La diathèse dans ces cas n'est pas héréditaire, mais, avec le temps, elle s'identifie si bien avec la constitution qu'elle est susceptible de se transmettre aux enfants et qu'elle est, de cette manière, en réalité, la source de l'eczéma héréditaire ».

« Comme le fait remarquer M. Brocq, il ne faut pas confondre cette diathèse de l'auteur anglais avec les maladies constitutiounelles de Bazin et Hardy. Il n'en est pas moins vrai que l'herpétisme de Hardy est singulièrement analogue à la diathèse eczémateuse de Wilson. Ce dernier comprend le scrofule et l'arthritisme, non plus dans le sens Bazinien, comme des maladies bien définies, mais comme des troubles de la nutrition et de l'assimilation ce qui est beaucoup plus scientifique, beaucoup plus conforme à la réalité des faits ». Cette similitude entre la théorie de Wilson et les idées de M. le professeur Bouchard explique pourquoi nous l'avons rapportée ici, et l'intérêt qu'elle présente pour nous.

A la fin de cette première période, la question se résume donc en ceci. L'eczéma est-il une affection vésiculeuse ? (Willan, Batemann, Rayer, Bazin, T. Fox), — comprend-il toutes les éruptions érythémateuses, squameuses, vésiculeuses, pustuleuses, papuleuses ? (Hebra, Hardy, Wilson).

Au point de vue pathogénique est-ce une affection purement locale ? Est-ce une maladie constitutionnelle.

L'entente est loin de se faire chez leurs successeurs et nous assistons même, avec les modernes, à la scission complète des deux écoles, l'une continuant en *Allemagne avec Unna*, les théories de Hébra mais les enrichissant d'un criterium anatomique le parakératose, et d'un critérium étiologique (le morocoque), l'autre avec MM. Vidal et Besnier en France essayant de « préciser dans les dermatoses eczémateuses des entités morbides bien défi- nies ».

La découverte du morocoque et du Flaschenbacillen paraît en effet devoir bouleverser l'eczéma ancien et apporter la solution du problème ! Nous assistons alors à la rénovation complète de la question. Aux vieux cri- tériums cliniques dont il fait table rase, le Maître de Hambourg substitue l'eczéma séborrhéique. Ce n'est plus une affection vésiculeuse. Ses caractères histologiques sont la parakératose de l'épiderme, l'acanthose (proliféra- tion épithéliale de la couche des cellules épineuses), l'état spongoïde dû à la formation d'un œdème intercellu- laire, l'inflammation du derme et enfin l'augmentation de la graisse normale contenue dans la peau (ce qui permet à Unna de créer sa variété séborrhéique dont il explique la présence par le pouvoir sébotactique du morocoque, afin d'éviter l'intervention d'un terrain morbide prédispo- sé).

En effet plus de diathèse, plus de constitution spéciale,

la parasite est tout. L'eczéma est une affection microbienne dont l'élément pathogène est le morocoque. Sans
lui pas d'eczéma possible !

Nous savons aujourd'hui ce que nous devons penser
de ces fameux critériums ! Sans opposer à Unna les critiques
de Philipson et Neisser, ses compatriotes, qu'il nous suffise de rappeler les attaques de Torok pour qui le morocoque n'a pas de valeur spécifique et n'est qu'un vulgaire
staphylocoque : la séborrhée doit rentrer dans les psoriasis. Toutefois MM. Besnier et Doyon, en France, reprenant la question, nous paraissent l'avoir réellement mise
au point. « De tout cela, disent-ils, rien n'est à contester
en fait, ni les lésions histologiques, ni les bactéries spécifiques, ni l'état gras des exsudats, et quelquefois des
tissus, mais tout est à discuter, sur le rôle, la hiérarchie,
la valeur absolue de ces éléments... Combien il reste
encore à faire pour préciser la valeur pathogénique du
morocoque dans la genèse des eczémas !... Pour nous
la cause de la séborrée est individuelle, elle réside dans
la prédisposition du tissu, constitutionnelle ou accidentelle ».

Quoiqu'il en soit, qu'on admette ou non la spécificité
du microbe (et les études de M. Sabouraud ne paraissent
laisser aucun doute !) il n'en est pas moins vrai que la
théorie parasitaire ne peut seule tout expliquer ou tout
démontrer. Il lui faut admettre un terrain favorable à son
évolution, de telle sorte, comme M. Brocq le disait avec beaucoup d'esprit, que la *théorie microbienne revient à la
théorie d'origine interne, avec un microbe en plus.*

Nous ne pouvions passer sous silence dans ce travail une théorie dont la fortune fut si belle, mais que la critique a su réduire à ses justes proportions. Malheureusement nous ne saurions entrer dans plus de détails sans sortir de notre sujet, à savoir : Ce que nous devons entendre par l'eczéma? Dans le cas particulier la question se pose ainsi : l'eczéma séborrhéique est-il l'eczéma vrai, est-il une dermatose spéciale. ? A quoi nous répondrons avec M. Brocq que « C'est une dermatose *préeczématique* pouvant se compliquer d'eczéma mais non de l'eczéma. Ce point qui paraît de prime abord étranger au sujet que nous étudions était cependant bon à préciser car nous aurons l'occasion d'employer le terme d'eczéma séborrhéique et nous ne voudrions pas que l'usage de cette expression fit préjuger de notre adhésion aux théories d'Unna. C'est un terme que nous conservons à l'exemple des dermatologistes français parce qu'il est commode pour dépeindre certaines formes objectives d'eczémas se compliquant de séborrhée.

L'espace nous manque pour entrer dans la série des discussions si intéressantes qu'ont soulevées MM. Vidal Brocq et Jacquet avec leur théorie de la lichénification et M. Besnier avec celle de l'eczématisation. Nous renvoyons le lecteur au Rapport si documenté de M. Brocq.

Force nous est donc de nous résumer, et nous dirons avec cet éminent dermatologiste :

« Ne possédant pas de critérium pathogénique, ne pouvant pas accepter la parakératose comme critérium anatomo pathologique d'un groupe morbide bien défini, nous sommes obligés de nous en tenir au critérium clinique et des lors nous distinguons dans les affections que divers

auteurs ont fait rentrer dans les eczémas les formes morbides suivantes, que nous considérons comme bien distinctes les unes des autres et comme nettement différen-
ciées de l'eczéma vrai ».

La dishydrose (aspect spécial des vésicules, leur localisation, l'absence de base inflammatoire).

Les éruptions artificielles, vésiculeuses vrais.

Le prurigo simplex (aspect urticarien, nettement papuleux, un peu papulo-vésiculeux de l'élément primitif).

Le prurigo de Hebra et les prurigos diathésiques (qui se
compliquent souvent d'eczéma).

La névrodermite chronique circonscrite ou mieux le
prurit circonscrit avec lichénification.

La névrodermite diffuse.

— Qui peuvent compliquer l'eczéma.

La série des faits décrits par Unna sous le nom d'eczéma séborrhéique ; nettement ditinguée de l'eczéma
vrai qui peut cependant les compliquer.

A côté d'eux, les psoriasis, les pityriasis.

L'acnée rosacée.

Les ecthymas, les impétigos.

Et s'il faut, après avoir dit ce qu'il n'est pas, donner
enfin une définition de l'eczéma tel que nous le comprenons dans ce travail, nous réserverons définitivement ce
nom à « *une dermatose inflammatoire, objectivement
caractérisée par la rougeur et une vésiculation plus ou
moins accentuée, spéciale d'aspect, que connaissent bien
tous les dermatologistes, souvent mais pas toujours par*

un écoulement de sérosité citrine poissant au doigt et empesant le linge et, suivant le degré de réaction inflammatoire et d'exsudation, par des croûtelles et des desquamations ».

Mais, à la vérité, il faut bien l'avouer, la question n'est pas si simple et si le type pur de l'eczéma vrai correspond à cette donnée théorique, la clinique ne laisse pas que d'être fort complexe, les types objectifs de l'eczéma pouvant varier à l'infini.

L'eczéma amorphe de Devergie correspondrait seul, à peu près exactement, à la définition que nous avons empruntée au D\u0072 Brocq, mais, dans cet eczéma vulgaire, les vésicules peuvent n'être indiquées que par de petites croûtelles minuscules, (*eczéma sec* avec ses variétés : *craquelée, fendillée, cannelée*) ; au contraire la sérosité peut se concréter en croûtes jaunâtres mélicériques, c'est *l'eczéma impétigineux* vrai, que nous ne devons pas confondre avec l'eczéma impetiginisé.

A côté il y aurait lieu d'établir d'après le même auteur trois autres grandes formes objectives :

L'eczéma érysipelatoïde caractérisé par la rougeur intense et la tuméfaction œdémateuse des téguments.

L'eczéma papulo-vésiculeux, forme fréquente chez les neuro-arthritiques et qui se présente sous forme d'éléments un peu papuleux, nettement vésiculeux, disséminés ou groupés en placards.

L'eczéma mammulaire, à contours délimités, dont la nature est très discutable.

Nous aurons l'occasion de revenir sur ces formes en décrivant la dermatose qui nous occupe, mais nous devions dès maintenant pour faciliter l'étude, les différencier au moins théoriquement.

Nous croyons avoir nettement circonscrit les limites de la question. Lorsque nous parlerons d'eczéma ou que nous rangerons sous une des rubriques connues une forme spéciale, nous saurons exactement ce qu'elle représente dans notre esprit, sans entrer dans des discussions qu'autorisent des synonymies sous lesquelles se cachent des conceptions différentes.

Il nous reste à faire pour l'arthritisme un travail d'élimination analogue, sur lequel nous serons aussi brefs que possible.

ESSAI D'UNE DÉFINITION DE L'ARTHRITISME

La diathèse chez l'enfant.

Ce n'est pas sans une certaine perplexité que nous
abordons ce second terme de la question. Hier encore
M. Sabouraud raillait avec l'esprit que nous lui connaissons les vieilles théories diathésiques. « Les diathèses, dit-
il, sont pour les croyants choses intangibles et indiscu-
tables. C'est un Dieu inconnu que personne ne peut nom-
mer ni définir ». Ses mots heureux et ses spirituelles
attaques ne doivent cependant pas nous arrêter, car il
faut bien admettre malgré l'obscurité encore relative qui
les enveloppe, l'évidence de faits précis et indéniables
devant lesquels tout esprit scientifique sincère doit s'incliner. Nous ne demandons certes pas à nos contemporains d'admettre comme un dogme que nul ne doit discuter « la pluie de termes consacrés et non définis qui réu-
nissaient des causes morbides confuses et inconnues :
force caralytique des vieux chimistes, humeur peccante
des vieux médecins » voire même l'arthritis, la scrofule, ou l'herpétis de Bazin. Encore qu'il nous faille bien
reconnaître qu'il y avait là l'ébauche d'une théorie qui
devait plus tard, entre les mains du Professeur Bouchard

et du Dʳ Lancereaux, s'individualiser, prendre corps et s'imposer à la majorité du public médical comme une donnée scientifique bien démontrée ; que nous l'appellions l'arthritisme avec le premier ou l'herpétisme avec le second.

Reste à savoir comment les divers auteurs qui s'en sont occupé, ont envisagé la question. Bazin avait donné de l'arthritisme une mauvaise définition en ce sens qu'il avait consacré aux affections articulaires une prééminence marquée. « Or, si l'on veut se faire une idée juste de l'arthritisme il ne faut pas faire aux maladies articulaires une place plus importante qu'aux autres manifestations de la diathèse ; il y a des cas où les arthritiques n'ont eu et n'auront jamais ni goutte ni rhumatisme ». Senac qui adressait cette critique à l'œuvre de Bazin avait-il vu plus justement en disant que le caractère fondamental de la diathèse arthritique et des affections symptomatiques auxquelles elle donne lieu lui paraissent consister en une modification des conditions normales de la circulation, cette modification se traduisant par des mouvements fluxionnaires, par des poussées congestives plus ou moins durables.

C'était aussi l'opinion de Cazalis dont malheureusement il ne nous reste aucun écrit sauf cet admirable aphorisme « on à l'âge de ses artères ». Ses longues études sur l'arthritisme l'avaient conduit à voir là une diathèse congestive.

Les longues et patientes recherches du Professeur Bouchard sur les troubles préalables de la nutrition sont venues depuis compléter nos connaissances et jeter la lumière sur ce chapitre de la Pathologie générale encore obscur avant lui.

Nous n'avons pas ici à rapporter la série d'expériences suivies avec tant d'intérêt par tous nos contemporains, il nous suffira de rappeler ses conclusions sur la bradytrophie, théorie à laquelle nous nous rattachons sans hésitation et qui nous paraît le mieux expliquer la suite des phénomènes morbides que nous avons rencontrés chez l'enfant.

D'après lui, en effet, la caractéristique de l'arthritisme serait le ralentissement de la nutrition qu'il appelle « *la bradytrophie* ».

Il y a nutrition retardante :

1° Quand, après ingestion d'une quantité déterminée d'aliments, l'organisme met un temps plus considérable qu'à l'état normal pour revenir à son poids primitif.

2° Quand la ration d'entretien est plus faible que la normale.

3° Quand le poids du corps augmente avec la ration normale.

4° Quand, avec la ration d'entretien la quantité d'excreta est moindre que la normale.

5° Quand, pendant l'abstinence, la diminution de poids du corps est moindre que normalement.

6° *Quand on voit apparaître dans les excreta des produits incomplètement élaborés, l'acide urique, l'acide oxalique et les autres acides organiques, les acides gras volatils.*

7° Quand il s'accumule dans le corps un ou plusieurs principes immédiats, l'alimentation étant d'ailleurs normale.

8° Quand il y a, plus qu'à l'état normal, un abaissement de la température du corps pendant le repos et l'abstinence et particulièrement pendant le sommeil.

Or ces caractères, isolés ou associés, se retrouvent dans nombre d'états morbides évoluant quelquefois chez le même individu à divers âges, souvent, au contraire, se rencontrant chez les membres d'une même famille dans plusieurs générations. La pathologie doit à l'arthritisme nombre de ses chapitres et nous sommes surpris tout d'abord de voir rentrer dans ce cadre les affections les plus disparates, en apparence, et cependant entre lesquelles M. Bouchard nous a appris à reconnaître un lien commun indéniable quoique nous ne soyons pas fixés sur sa nature.

Ces maladies nous sont bien connues aujourd'hui ce sont : l'oxalurie, la lithiase biliaire, l'obésité, la diabète, la gravelle, la goutte... c'est un protée aux mille formes dont, ces dernières années, nous avons vu s'étendre les ramifications jusque vers le système nerveux, les névroses et même la paralysie générale.... Gigot Suard dans ses études expérimentales (et les récents travaux de M. Bouchard n'ont-ils pas montré en fait la fréquence de l'évolution cancéreuse sur le terrain arthritique). Gigot Suard disais-je, emporté par son esprit de systématisation trop étendue, ne prétendait-il pas avoir créé de toutes pièces le cancer chez des chiens nourris avec de l'acide urique.

La doctrine du *Dr Lancereaux* diffère peu de celle de M. le Professeur Bouchard. L'arthritisme en changeant d'école est devenu *l'herpétisme* M. Lancereaux réserva le premier terme aux manifestations articulaires, mais les mêmes crimes lui sont imputables ; nous lui empruntons sa très expressive comparaison.

« L'herpétisme pourrait être représenté par un tronc prenant ses racines dans le système nerveux et d'où partiraient toute une série de branches plus ou moins malfaisantes. Les premières, destinées à disparaître, seraient représentées par des affections spasmodiques et névralgiques, prurit, migraines, troubles vaso-moteurs, épistaxis, hémorrhoïdes, acné, eczéma, lichen, psoriasis, troubles sécrétoires de l'estomac et de l'intestin.

Viendraient ensuite d'autres branches plus durables formées par des troubles trophiques de cuir chevelu (calvitie), lésions des articulations, des aponévroses, désordres des veines d'où découlent l'hémorrhagie et le ramollissement cérébral.

Ajoutons deux branches des plus importantes, effets du désordre de la nutrition générale communes sans être constantes (uricémie avec sans tophus, glycosurie) ».

Comme on le voit les deux théories diffèrent en somme bien peu, toutes deux admettent un trouble de la nutrition que M. Lancereaux subordonne toutefois à un désordre primitif de l'innervation nutritive. Ainsi se crée une opinion moyenne dans laquelle pourrait rentrer la diathèse congestive de Sénac et Cazalis pourqui les poussées inflammatoires seraient le résultat de l'hyperexcitabilité particulière du système nerveux, attribuable à la dyscrasie sanguine, et évoluant à la faveur d'un mauvais état des tissus ou d'un certain territoire du tissu vasculaire. MM. Bouchard et Roger dans le récent *Traité de Pathologie géné rale* ont du reste eux-mêmes montré le rôle important que jouent les modifications du système nerveux dans l'hérédité et l'innécité, dans les diverses manifestations morbides intercurrentes de l'arthritisme.

La conclusion qui s'impose après la revue rapide de ces théories c'est l'accord général des auteurs sur l'existence d'une diathèse où le manque d'équilibre entre l'assimilation et la désassimilation, le ralentissement de la nutrition joue le principal rôle en encombrant l'organisme de produits toxiques, résultat de combustions incomplètes ; excréta dont il ne pourra se débarrasser qu'en perdant lui-même une partie de sa vitalité, jusqu'à ce que cette élimination devenant impossible, l'individu succombe à une auto-intoxication lente et continue.

Nous verrons au chapitre de la pathogénie quelle est la nature chimique de ces excreta, d'après le rapport du Professeur Tommasoli de Palerme.

Une question se pose maintenant, grosse de conséquences.

L'arthritisme est-il une diathèse héréditaire ou acquise ?

En d'autres termes *l'enfant peut-il naître arthritique* et présenter dès son plus jeune âge des manifestations morbides capables d'éclairer le clinicien sur la nature de son héritage et de le mettre par conséquent en mesure d'y remédier déjà par une thérapeutique appropriée. Car enfin si nous arrivons à démontrer que dès la première enfance nous sommes en face d'états morbides évidemment de nature arthritique la preuve sera faite et l'hérédité de la maladie forcément acceptable. C'est ce vaste travail qu'a entrepris notre Maître le Dr J. Comby dans une série de monographies dont cette modeste brochure n'est qu'un chapitre et dont il posait les bases dans son article du *Traité de Médecine des enfants* dans les termes suivants, (idée qu'il a développée depuis dans son mémoire sur « L'uricémie chez les enfants ».

« L'hérédité domine l'étiologie et la pathogénie de l'arthritisme. Un adulte par son hygiène défectueuse, par ses excès peut bien acquérir la diathèse, l'enfant ne peut que l'hériter. L'hérédité peut être polymorphe, Tantôt c'est un goutteux, un diabétique, un obèse, un migraineux qui engendre un goutteux (hérédité similaire et homœomorphe). Parfois même l'hérédité hétéromorphe est mal accusée : l'enfant ne présente aucune manifestation de la serie arthritique (asthme, goutte) mais il offre à un œil exercé les traits du tempérament arthritique héréditaire. C'est une nutrition imparfaite, un développement incomplet, des hypotrophies, des hypoplasies, des artères défectueuses, un tissu conjonctif anormal, vulnérable. La peau et les muqueuses, dit Cazalis, tout l'ensemble du tissu conjonctif semblent, chez l'arthritique, dés tissus mal constitués d'une étoffe qui s'use et cède aisément. L'arthritisme de l'enfant peut dériver du père et de la mère. Si le père et la mère sont tous deux arthritiques, leur descendance sera plus exposée que si un seul des générateurs est atteint ; s'il y a plusieurs enfants, la répartition de l'héritage arthritique est très inégale celui-ci sera goutteux, celui-là obèse, cet autre indemne ou peu touché, l'un tiendra du père, l'autre de la mère, mais tous seront plus ou moins marqués de la même empreinte.

Depuis que l'on s'est attaché à rechercher par principe

chez les enfants issus de souche arthritique, les manifestations de la diathèse, les cas sont devenus fréquents où
certains phénomènes morbides de l'enfance tels que épistaxis, vomissements cycliques, céphalalgies paroxystiques,
dermatoses etc., demeurés jusqu'ici sans explication
sont sous la dépendance directe d'une hérédité diathésique. Rien d'étonnant alors qu'à ces manifestations d'un
arthritisme, pour ainsi dire à l'état fruste ou, du moins, ne
se révélant pas avec ses caractères cliniques connus,
aient succédé, dans la suite, des crises d'asthme, de
goutte, de lithiase urinaire dont la pathogénie devient
alors évidente, en même temps qu'elle éclaire et rattache à un lien commun ces divers états morbides, qui sans
cette hypothèse eussent pu dérouter longtemps encore le
clinicien.

Nous avons parlé plus haut de diathèse acquise. Nous
verrons par la suite qu'elle ne saurait entrer en ligne de
compte chez l'enfant au moins dans les premières années
de son existence. Les causes qui la produisent chez l'a-
dulte et que nous allons énumérer ne peuvent se retrouver ici en effet. Nous sommes habitués à rencontrer l'arthritisme dans la classe riche, chez les bourgeois et les
citadins, de la vie desquels le travail musculaire est exclus
Il n'est plus seulement alors une maladie de famille, il
devient la caractéristique d'une race, d'un milieu social où
« *on mange trop et on ne travaille pas assez* ». Nous
ajouterons à cette catégorie des favorisés de la fortune,
sinon de la nature, les « *riches de pensée* » dont parlait Cara-
lis. On a noté sa fréquence chez les surmenés intellectuels,
dans le monde des affaires, de la banque, dans la race juive

en particulier. En effet nous n'ignorons pas combien son rares dans nos hôpitaux les manifestations de l'arthritisme vis-à-vis des autres affections qui, comme la tuberculose, exercent surtout leurs ravages chez les ouvriers, dans les classes pauvres.

Ceci nous est une occasion de faire remarquer combien il est difficile d'édifier des théories sur des statistiques hospitalières forcément entachées d'erreur puisqu'elles ne sont basées que sur un milieu social particulier avec sa pathologie spéciale. En effet pour ne citer que l'exemple de ce travail, on voit par la suite que, sur nos 26 observations, 4 seulement ont pu être recueillies à l'hôpital ; nous sommes redevables des autres pour la majorité à l'obligeance du Dʳ Comby qui les a réunies en ville et, pour le reste, soit à nos recherches personnelles, soit à celles de nos confrères bienveillants. Ce fait seul expliquerait assez l'abandon dans lequel est resté jusqu'ici l'eczéma arthritique de l'enfant, que nous trouvons cité dans presque tous les traités de pédiatrie mais que personne n'a étudié. Nous sommes convaincus d'ailleurs que des recherches systématiques dans ce sens prouveraient que nombre des eczémas rebelles de l'enfance dont chacun de nous a vu des exemples et qu'on a trop facilement rangés sous la rubrique « eczémas d'origine alimentaire », fussent devenus de par la recherche des antécédents héréditaires et l'étude des phénomènes morbides associés, des eczémas arthritiques justiciables d'un traitement général spécial.

L'arthritisme est donc pour nous, selon la définition de M. le Professeur, Bouchard une bradytrophie dont un des caractères dominants est l'apparition dans le sérum sanguin de produits organiques incomplètement élaborés, acide urique, acide oxalique, acides gras volatils, dont nous verrons toute l'importance dans la genèse des dermatoses.

Qu'on nous pardonne la longueur de ces deux chapitres encore trop écourtés à notre avis. Ils nous étaient nécessaires pour poser nettement les bases de notre discussion. Nous ne croyons pas avoir fait une œuvre inutile, quand il s'agit d'un terrain si peu solide et où l'entente est si difficile.

RAPPORTS DE L'ARTHRITISME
ET DE L'ECZÉMA

1° De l'importance de ce facteur étiologique dans la genèse des eczémas. 2° L'eczéma arthritique de l'enfant peut-il rentrer dans les classifications établies ?.

Nous ne saurions mieux commencer ce chapitre croyons-nous, qu'en rapportant un des tableaux du Traité du Professeur Bouchard sur les maladies associées, tableaux qui lui ont servi à établir la parenté arthritique, d'affections caractérisées par le ralentissement de la nutrition. C'est celui de l'eczéma que nous soumettons aux méditations du lecteur. (En partie seulement).

Maladies associées	Nombre de cas de ces maladies associées pour 1000 d'eczéma	Nombre de cas de ces maladies associées pour 1000 de malad. autres que l'eczéma	Rapport	Nombre de cas d'eczéma pour 1000 de ces maladies associées	Nombre de cas d'eczéma pour 1000 de maladies autres que des maladies associées	Rapport
Dyspepsie.........	349	194	1.80	51	24	2.12
Obésité	228	70	3.26	89	24	3.71
Dilatation gastrique.	114	245	0.47	14	34	0.41
Lithiase biliaire....	86	27	3.19	91	27	3.37
Albuminurie simple	200	164	1.22	35	28	1.25
Gros foie..........	200	148	1.34	39	27	1.44
Névropathies......	171	148	1.15	34	28	1.21
Rhumat. d'Heberden	86	5	17.20	333	28	11.89
Névroses..........	114	11	10.36	235	26	9.04
Migraines.........	86	15	5.73	133	27	4.93
Asthme...........	57	12	4.75	125	27	4.63
Bronchite sibilante.	57	16	3.50	95	27	3.52
Acné	29	9	3.22	91	29	3.14
Lithiase urique....	57	32	1.78	51	28	1.82
Goutte............	57	38	1.50	43	29	1.48
Diabète...........	57	47	1.21	35	29	1.21

Ces chiffres sont-ils assez éloquents? et ne valent-ils pas mieux que les affirmations accumulées dans la littérature médicale mais dont la preuve expérimentale faisait défaut. Je sais bien que la lecture de ces pourçentages donne raison aux partisans de l'intoxication alimentaire (La dyspepsie marque en effet une certaine prédilection pour l'eczéma, 1-80, 2-12). Nous ne le saurions nier et nous ne prétendons pas détruire l'eczéma par ingesta pour lui substituer l'eczéma arthritique.

Est-ce à dire que l'arthritisme ne soit autre chose que le *terrain morbide prédisposé*, le « constitutional desorder » dont tout le monde parle sans le définir. Nous ne le croyons pas et M. Brocq insiste sur l'intérêt qu'il y a à ne pas confondre les deux termes. Un arthritique peut manifester son ralentissement de la nutrition de plusieurs façons comme nous l'avons vu, il peut faire de l'asthme, de la goutte, pourquoi fait-il de l'eczéma ?....

C'est bien là qu'intervient la diathèse eczémateuse de Wilson, cette force mystérieuse qui fait réagir son organisme dans le sens eczéma.

D'autre part il est évident qu'à côté de l'arthritisme d'autres diathèses peuvent engendrer l'eczéma (Lymphatisme par exemple).

Il s'ensuit que si cette prédisposition morbide qui n'est pas plus l'arthritisme qu'elle n'est le scrofule, préexiste à tout eczéma, quelle qu'en soit l'étiologie, l'arthritisme intervient comme facteur pathogénique au même rang que le lymphatisme, le traumatisme, les intoxications il ne rentre dans aucune des autres classes, il a droit de cité dans les divisions étiologiques. Nous ne nous illusionnons

pas et nous savons bien qu'en clinique ces divers états
morbides se combinent à l'infini variant les types de la
façon la plus complexe, mais l'un d'eux prédomine toujours sur les autres, déterminant une dominante étiologique dont en pratique il faut se contenter et qui suffit souvent pour établir une thérapeutique efficace. Dans certains cas la pathogénie s'impose, dans d'autres cas au
contraire, ceux que nous étudions, il faut la rechercher et
force nous est bien d'admettre (la preuve de l'origine purement externe de l'eczéma n'étant pas faite) qu'il y a plus
qu'une coïncidence dans ces affinités morbides mais bien
un rapport de causalité.

Bulkley, dressant un tableau des causes connues de
l'eczéma, ne faisait d'ailleurs que reproduire sous une
autre forme celui du Professeur Bouchard.

Nous trouvons en effet parmi ses causes prédisposantes :

Hérédité
{
Eczéma chez les ascendants.
Certaine constitution particulière des téguments
qui les rend moins aptes à résister aux causes
diverses d'inflammation.
}

Lymphathisme. Scrofule.

Arthritisme.
{
Maladies par ralentissement de la nutrition.
}
{
Goutte. Dyscrasie acide. Oxalurie.
Lithiase Biliaire. Gravelle. Obé-
sité. Diabète. Rhumatisme ar-
ticulaire. Névralgies. Migraines.
Asthme. Bronchite sibilante.
Emphysème. Troubles gastro-
intestinaux. Dentition. Mens-
truation. Ménopause. Anémie.
Chlorose. Neurasthénie. Surme-
nage.
}

Effets généraux des professions sédentaires et des loge-
ments insalubres.

Maladies générales, et en particulier exanthèmes aigus.

Nous reconnaissons l'exagération que commet le Dr Bulkley en rangeant sous la dénomination d'arthritisme des maladies qu'en France nous ne sommes pas habitués à attribuer à cette diathèse. Une telle classification justifierait presque la phrase du Dr Leredde : « Le mot arthritisme désigne scientifiquement un ensemble de troubles de nutrition héréditaires, pratiquement nous l'appliquons à tout ce que nous ignorons parmi les troubles de nutrition, et le mot eczéma arthritique veut dire simplement à l'heure actuelle : eczéma de cause interne inconnue ».

Nous n'avons cité le travail du Dr Bulkley vis-à-vis de celui du Professeur Bouchard, que pour en faire ressortir la concordance générale et parce qu'ils résument bien la question.

Mais, nous dira-t-on, ces statistiques se rapportent à l'adulte. Qui vous autorise à conclure des mêmes chiffres à l'enfant? — Objection dont la valeur eut encore été vraie il y a quelques années, mais de peu de portée aujourd'hui après les travaux de Rachford et Withney aux Etats-Unis qui nous ont appris à retrouver chez les enfants, bien qu'avec des caractères bien moins nettement accusés, tout un ensemble de manifestations analogues à celles de l'adulte, mais empruntant à l'âge du sujet des caractères objectifs spéciaux. Ce sont: d'une part des *troubles-gastro-intestinaux* (nausées, vomissements cycliques), *et nerveux* (céphalalgies paroxystiques, pseudo-méningites, fièvre uricémique), auxquels succèdent plus tard des états pathologiques plus nettement diathésiques, où nous reconnaissons sans hésitation l'air de famille de l'arthritisme, ce sont : la goutte, l'asthme, le rhumatisme, la lithiase dont les cas sont malheureusement trop fréquents chez l'enfant. Avons-nous le droit de faire la synthèse de ces états morbides? nous croyons la théorie des auteurs Américains édifiée sur des bases assez solides pour nous permettre de ne pas la mettre en doute. Ne reconnaissons-nous pas d'ailleurs, dans les *paroxysmes* de ces affections, de ces céphalalgies et de ces vomissements, les allures spéciales de l'arthritisme, produisant chez l'adulte des migraines, des *crises* d'asthme, des accès de goutte. Du reste, l'analyse a été poussée plus loin et les observations que nous rapporte le mémoire du Dr Comby, sont assez édifiantes sur la nature des excreta rencontrés dans les urines de ces petits malades : densité élevée, acide urique, urates en excès. Or, le Professeur Tomnasoli ne disait-il pas tout récemment : « *L'uricémie et l'arthritisme ne font qu'un* ».

Nous sommes donc autorisés par ces recherches à substituer mentalement dans le Tableau ci-dessus à certaines maladies propres à l'adulte et plus rare chez l'enfant, des manifestations précoces de la diathèse, sans changer les rapports. Le lien qui réunit l'eczéma et ces diverses maladies associées devient donc indéniable et définitivement établi pour tout esprit non prévenu dont la science se porte garante de la sincérité. Il est bien évident qu'il faut voir là un rapport de cause à effet.

*La variété d'eczéma que nous étudions ne peut-elle ren-
trer dans les classifications établies. Doit-on créer un
eczéma arthritique de l'enfance.*

Si cliniquement les réactions de l'enfant diffèrent de
celles de l'adulte au point d'exiger des descriptions spéciales, si les conditions pathogéniques des maladies sont
différentes chez lui, n'est-il pas possible, au moins théoriquement, d'utiliser les travaux élaborés avec tant de
peine, en dermatologie pour l'adulte afin de jeter un peu
de lumière dans le chaos d'une question aussi compliquée
que celle de l'eczéma infantile? Les classifications pathogéniques établies ne peuvent-elles convenir aux divisions
de cette dermatose chez l'enfant, en leur apportant toutefois les modifications qu'exige la diversité des milieux?
Quelles ont été jusqu'à ce jour les variétés étiologiques
(les seules durables?) de l'eczéma, et en particulier de
l'eczéma infantile? Avons-nous le droit de réclamer pour
la forme que nous étudions une place à part dans les
traités de pédiatrie? Nous y serons autorisé si aucune des
classifications connues ne comprend l'ensemble des caractères qui lui sont propres et nous paraissent les différencier, comme nous essayerons de le prouver par la suite.

Donc, avant d'entrer dans notre sujet, jetons un coup
d'œil en arrière sur le chemin parcouru. Là encore le
rapport de M. Brocq sera notre meilleur guide.

Nous laissons de côté la théorie locale qui reconnaît
dans l'eczéma une dermatose d'origine externe provoquée

par des agents traumatiques et irritants (chimiques physiques) surtout par le grattage. Elle ne donne pas une
explication suffisante des eczémas et nous envisageons seulement les *théories dites d'origine interne.*

· *La première fait dépendre l'eczéma d'intoxications
diverses, surtout des ingesta.*

La seconde l'attribue à des auto-intoxications
c'est une des manifestations du ralentissement de la nutrition (*arthritisme moderne*).

Pour les uns, il dépend de prédispositions individuelles
héréditaires ou acquises.

Ou de modifications subies par le système nerveux.

Pour les autres l'eczéma n'est qu'un mode de réaction
des téguments sous l'influence des causes les plus diverses, à la faveur toutefois d'une suite de prédispositions
individuelles.

Restent encore les *théories parasitaires* qui n'ont fait
que compliquer le problème et qui sont forcées d'admettre un terrain constitutionnel.

De ces diverses théories nous n'en voulons retenir que
deux, pour en discuter la valeur, ce sont les seules qui
nous intéressent immédiatement :

1) *Le rôle de l'alimentation* dans la genèse des eczémas.

2) *L'artrithisme et les diathèses* d'autre part.

parce qu'elles nous paraissent résumer toute l'Etiologie
de l'eczéma de l'enfant. Le second paragraphe doit même
se réduire à l'arthritisme si nous nous cantonnons exclusivement dans l'eczéma du nourrisson.

En dehors de ces deux facteurs étiologiques nous ne
voyons en effet à examiner que les *agents traumatiques*

nous savons que l'enfant par sa faiblesse leur est nécessairement soustrait.

Et puisque l'alimentation a jusqu'ici englobé toutes les éruptions eczémateuses du nourrisson, « à tout seigneur tout honneur ! »

Nous laissons la parole à M. Brocq :

« Il n'est pas inutile de rappeler que l'importance considérable du mode d'alimentation dans la genèse des dermatoses a été de tout temps l'une des doctrines fondamentales de l'école française. *E. Vidal et E. Besnier* ont tout particulièrement insisté sur ce point dans leur enseignement.

L. Duncan Bulkley (On the management of infantile eczémas 1880) fait remarquer que presque toujours en Amérique la mère qui allaite son enfant consomme trop de thé, parfois même trop de bière, d'ale ou de vin ; il pose ce principe que la nourriture de l'enfant ne doit pécher ni par excès, ni par défaut, ni par qualité ; les gateaux leur sont mauvais.

M. E. Corlett soutient qu'il faut un régime alimentaire mixte et bien pondéré pour qu'il ne produise pas d'éruptions eczémateuses, prurigineuses ou urticariennes.

Pour Millan et Comby les eczémas des enfants sont presque toujours secondaires à des troubles récents ou invétérés de l'alimentation.

J. V. Shoemaker reconnaît à l'eczéma des enfants quatre causes principales : 1° une nourriture insuffisante ou mal appropriée (impropre) le lait maternel n'est pas assez abondant ou bien il est pauvre de qualité, ou bien il est altéré par une nouvelle grossesse, ou par des souffrances ou par le chagrin, ou par la maladie, ou par la menstruation ; l'enfant est alimenté par du lait de vache qu'il supporte mal, ou bien il prend des aliments indigestes ; 2° l'alimentation est imparfaite par suite d'une affection du tube digestif ; 3° les excrétions se font mal ; 4° il y a des irritations extérieures, telles que des vêtements de laine ou de flanelle, des vêtements teints avec des substances irritantes, des lavages trop fréquents à l'eau et au savon etc., etc.

A. Carrier insiste sur l'importance des causes externes d'irritation et de la mauvaise hygiène de la peau dans la génèse des eczémas chez les enfants, et il cite comme cause interne les excès de nourriture ou sa mauvaise qualité ; il recommande de surveiller le lait de la mère, son alimentation, son genre de vie, e mode d'allaitement de l'enfant qui ne doit prendre ni trop, ni pas assez à la fois ; quand l'en-

fant est sevré, il doit éviter tout ce qui est lourd à digérer,
les pâtisseries, les bonbons, les sauces, etc.

M. le Dr Marfan, dans ses leçons cliniques sur les eczémas
des nourrissons, insiste encore davantage sur les effets nuisibles des erreurs de l'alimentation. Distinguant chez les
enfants en bas âge deux variétés cliniques d'eczéma ; l'eczéma
séborrhéique et l'eczéma sec à placards disséminés, il établit que les enfants atteints d'eczéma séborrhéique sont le
plus souvent nourris au sein et sans aucune règle ; on leur
donne à téter plusieurs fois pendant la nuit : ce sont des
suralimentés.

Après leur sevrage, ce sont des enfants voraces et gourmands ; ils ont des régurgitations, des évacuations fort abondantes ; mais ils n'ont pas de troubles digestifs durables et
sérieux. Ceux qui sont atteints d'eczéma sec à placards disséminés sont le plus souvent nourris au biberon avec addition fréquente de divers aliments, tels que de la bouillie, des
soupes ; il est bien rare qu'ils soient exclusivement nourris
au sein. Le lait qu'ils absorbent est de mauvaise qualité, il
n'a été ni bouilli, ni stérilisé ; les biberons sont mal tenus,
les coupages mal faits ; le lait est ingéré en trop grande
quantité et d'une manière tout à fait irrégulière. Ces enfants
présentent de la dyspepsie gastro-intestinale chronique, des
déjections anormales, des vomissements ; ils ont un gros
ventre, leur état général est mauvais. Ce sont donc ici des
phénomènes d'auto-intoxication qui dominent.

Pour bien montrer l'importance primordiale qu'il attache
aux vices de l'alimentation dans la genèse des eczémas, le
Dr Marfan, discutant le rôle de la dentition, dit que, pour
lui, elle n'a qu'une influence simplement aggravante ; l'hérédité neuro-arthritique n'a qu'une influence prédisposante, et
tout le porte à croire, ajoute-t-il, que le parasitisme de ces
eczémas n'est que secondaire.

Ce sont donc les troubles gastro-intestinaux provoqués par
les écarts de régime qui sont pour lui, la cause essentielle
des eczémas.

M. le Dr Tenneson partage cette opinion : d'après lui, on
mange trop ; il demande qu'on régularise la nourriture des
eczémateux comme quantité. »

Cette théorie a trouvé des défenseurs en Allemagne même
en la personne de Schweninger en 1886 qui accusait comme
cause interne des eczémas les « *scories* » résultant de modifications dans la nutrition.

Comme on le voit, ce qui caractérise cette première
catégorie d'études de l'eczéma c'est l'abondance des travaux et l'autorité de leurs auteurs, tant en France qu'à

l'Etranger. Et le mémoire du Dr Marfan nous paraît le plus complet sur ce point. Nous comprenons très bien l'importance de l'alimentation dans la genèse de l'eczéma infantile, elle est évidente et s'impose. Peu à peu se dégage de l'examen clinique la notion exacte d'une intoxication causée par la mauvaise qualité de la nourriture d'abord, soit que l'usage de la bouillie et des soupes ait été trop hâtivement substitué à l'allaitement au sein, le seul vraiment naturel qui convienne à l'enfant, soit que le lait non bouilli ou non stérilisé ait introduit dans l'organisme des principes toxiques dont l'élimination engendrera l'eczéma.

L'embarras commence avec les enfants élevés au sein, mais là encore la théorie alimentaire a trouvé sa place [et nous nous empressons de reconnaître toute la justesse de cette conception] l'enfant n'ingère plus de poisons étrangers, il n'est plus intoxiqué, il crée de toutes pièces des toxines, il devient dyspeptique, sa nutrition se fait mal, il élabore mal ses aliments. C'est vraiment là une *auto-intoxication* alors que le mot d'intoxication conviendrait mieux à la première catégorie de faits, aux athrepsiques sujets à l'eczéma en placards disséminés.

Mais pourquoi le Dr Marfan qui admet bien pour le suralimenté une déviation du type primitif de la cellule sous l'influence d'une élaboration défectueuse des ingesta refuserait-il à l'organisme de l'enfant (et cela malgré l'alimentation la mieux réglée) le droit de créer de lui-même, sans l'intervention d'une dyspepsie intercurrente et par le fait d'une tare héréditaire seule, le droit de fabriquer dis je dans ses cellules les poisons que nous

retrouvons dans ses urines, dans son sérum (peut-être
dans le liquide de ses vésicules eczémateuses ?) sous
forme d'acide urique, de derivés alloxuriques ou d'acides
gras volatils.

Nous croyons qu'il n'y a là qu'une simple question de
mots et nous ne serions pas étonnés que M. Brocq ait
tranché ce nœud gordien quand il a dit : « La véritable
théorie de l'influence pathogénique des erreurs de l'alimentation revient en réalité aux théories des auto-intoxications, aux théories de la goutte ou encore à l'arthritisme. Voilà donc le grand mot prononcé. Il convient de
s'expliquer encore une fois sur ce point afin qu'il ne reste
plus dans les esprits aucune ambiguïté, afin qu'on sache
ce que l'on doit entendre à l'heure actuelle par les termes
honnis et ridiculisés d'arthritisme et de diathèse.

Que disait M. le Dr Marfan dans son article : « L'hérédité neuro-arthritique a aussi une influence, mais cette
influence est simplement prédisposante, c'est surtout chez
les enfants issus de parents migraineux, hémorrhoïdaires,
eczémateux, goutteux, arthritiques, névropathes, que la
suralimentation et la dyspepsie provoquent l'eczéma.
Plus la prédisposition héréditaire est marquée, moins la
cause efficiente devra avoir d'activité pour produire la
lésion cutanée. La manière de voir que je viens d'exposer suscitera sans doute, ajoute-t-il des objections. Celles-
ci pourront être renfermées dans la question suivante.
Est-il possible de faire rentrer tous les eczémas des nourrissons dans l'une ou l'autre des deux variétés que j'ai
décrites. Avant de répondre il importe de faire quelques
remarques : De ce que les deux variétés d'eczéma peu-

vent être aggravées par la dentition, ce n'est pas une raison pour les confondre et créer un eczéma de dentition ».

Et ici nous sommes avec notre maître le Dr Comby, de
l'avis de M. Marfan. Si la dentition intervient ce ne peut
être, comme le voulait Tilbury Fox, que par voie réflexe et
rien n'est moins sûr !

« De ce que les deux variétés s'observent surtout chez
des sujets issus de parents neuro-arthritiques, ce n'est
pas non plus une raison pour les confondre et créer un
eczéma neuro-arthritique ».

Autrement dit M. le Dr Marfan dénie à l'arthritisme
seul, sans cause déterminante, le pouvoir de créer l'eczéma:
il ne le peut que par l'intermédiaire de l'alimentation.

Et pourquoi cependant serait-il plus difficile à cette diathèse de produire une dermatose, qu'un accès d'asthme
ou de goutte? L'élimination au niveau de la peau de ces
dérivés alloxuriques, de ces acides gras volatils et autres
déchets de l'organisme sous quelque famille chimique
qu'on les range, agents que nous avons vus produire l'inflammation, la rougeur, la vésiculation au niveau du
derme chez les suralimentés, ne pourrait-elle pas produire
les mêmes lésions chez ceux dont l'allaitement est régulier et normal ?

Ce qui ramène en somme la question à ceci : l'enfant ne peut fabriquer de poisons dans son organisme sans
être un dyspeptique, auquel cas l'arthritisme n'est
pas héréditaire chez l'enfant, il ne peut qu'acquérir
cette diathèse par suite d'une intoxication alimentaire chronique. Nous ne croyons pas que telle soit l'opinion de M. Marfan. Du reste nous avons vu plus haut qu'une telle théorie

est en désaccord absolu avec ce que nous connaissons maintenant des manifestations de l'arthritisme chez de tout jeunes enfants dont les parents étaient des arthritiques averés.

Cercle vicieux, inutile et dangereux il nous semble, puisqu'en partant de ce principe il y aura toujours parmi les enfants eczémateux une catégorie, qui pour n'être pas la majorité n'en est pas moins respectable, que nous ne saurions classer ni définir et dont nous oserions à peine soupçonner l'existence tant ils seraient gênants.

Il faut cependant reconnaître que quelques auteurs moins intransigeants avaient déjà signalé cette variété, et Millon en 1893 n'hésitait pas à mettre au nombre de ses conclusions, celle-ci : « Dans la grande majorité des cas, les dermatoses infantiles reconnaissent pour origine un trouble récent ou inveteré de la nutrition. Seuls quelques cas très rares échappent à ce groupement étiologique et sont véritablement des manifestations dépendant d'un état constitutionnel héréditaire ».

C'est partout la même hésitation : si nous ouvrons Rilliet, et Barthez, nous retrouvons une incertitude analogue « Nous avons observé principalement chez les enfants à la mamelle un eczéma... (suivent des caractères cliniques) maladie *complexe* qui débute à l'âge de cinq mois et résiste pendant plusieurs années aux traitements les plus variés et les plus énergiques et peut durer jusqu'à l'âge de 4 ans.

D'Espine et Picot rapportent l'opinion · précédente et ajoutent : l'eczéma généralisé est souvent *héréditaire*, nous en avons observé plusieurs exemples. Il guérit avec l'âge mais les récidives sont fréquentes. Nous avons déjà signalé les complications rénales qu'il peut présenter et qui sont relativement rares ».

Sont-ce là les caractères de l'eczéma d'origine alimentaire ? Et pourquoi refuser à l'enfant un type d'eczéma qui nous donne l'explication de faits incompréhensibles sans cela, et qui est maintenant nettement défini pour l'adulte.

Ce qui ne veut pas dire du reste que le problème ait été plus facile à résoudre suivant l'âge des sujets. De même que nous avons vu chez l'enfant et notamment chez le nourrisson invoquer une cause prédisposante, l'arthritisme, mise en jeu par une cause accidentelle la suralimentation ou la mauvaise alimentation, de même chez l'adulte, ne pouvant admettre qu'il y ait des eczémas directement provoqués par une intoxication alimentaire aiguë ou chronique seule, nombre d'auteurs ont rangé ces eczémas sous le nom générique, un peu vague d'eczémas arthritiques. C'est une doctrine contre laquelle on ne saurait trop s'élever, car c'est enlever à l'eczéma arthritique ou véritable eczéma par *auto* intoxication, une individualité à laquelle il a droit et auquel M. Brocq dans sa classification réserve une place à part comme celle que nous réclamions pour l'enfant.

Voici comment il s'exprime au sujet de cette classe *d'eczémas arthritiques.*

« Les faits que l'on peut ranger dans ce groupe constituent l'une des variétés les plus importantes des eczémas Les auto-intoxications nous paraissent en effet jouer un rôle prépondérant dans beaucoup de ces affections.

Nous avons vu que ces *auto-intoxitations* peuvent venir :

1° *A la longue d'une alimentation défectueuse* et ce sont plutôt des intoxications que des auto-intoxications. L'auteur s'empresse d'ajouter que dans ces cas la genèse des eczémas est des plus complexes.

Les termes mêmes qu'il emploie paraissent nous autoriser à renvoyer cettepremière catégorie dans le 1ᵉʳ groupe des eczémas par intoxication.

2° *D'un défaut d'élimination* que l'hygiène soit mauvaise ou que les organes éliminateurs fonctionnent mal.

[Et à notre humble avis,c'est là qu'est le véritable eczéma arthritique, c'est lui seul qu'on doit avoir en vue dans ce chapitre.]

3° En dernier lieu *d'affections viscérales diverses*(classe qui peut exister chez l'adulte ou l'arthritisme a pu altérer d'autres organes mais dont il ne saurait être question qu'exceptionnellement chez l'enfant où la maladie n'a pas encore eu le temps d'exercer ses ravages).

C'est dans le second paragraphe et seulement dans celui là que nous entendons faire rentrer l'eczéma que nous étudions et que nous cherchons à différencier. Nous restons donc dans les voies tracées par nos Maîtres en dermatologie.

Dans la suite M. Brocq tout en reconnaissant qu'habituellement chez l'adulte il faut, pour déterminer une poussée d'eczéma chez des sujets arthritiques, une cause occasionnelle telle qu'un traumatisme, le grattage, une application de teinture, un médicament ne met pas en doute que les influences morbides énumérées et synthétisées

sous le nom d'arthritisme et de goutte puissent tout
seuls quelquefois provoquer des poussées d'eczéma.

Dubreuilh est du même avis.

« Parfois les causes prédisposantes paraissent être
seules en jeu et suffisent à produire l'eczéma sans cause
occasionnelle locale appréciable.

Parmi ces causes prédisposantes il note : un vulnérabilité
anormale de la peau ; les auto-intoxications (à côté des
dyspeptiques, l'auteur signale l'insuffisance rénale et la
présence d'acide urique, d'urates et d'oxalates), l'arthritisme, les troubles nerveux. Mais, fait qui nous intéresse
immédiatement puisque là il s'agit de l'enfant et que c'est
le maître de l'Ecole Française qui parle, nous retrouvons
la même affirmation dans le récent article de M. Besnier:
« chez les héréditaires les diathésiques familiaux l'eczéma
peut être *primaire* et *autonome*, naissant directement des
conditions provocatrices générales ou communes de l'eczéma infantile ».

De toute façon, l'arthritisme doit intervenir au même
titre étiologique que les ingesta dans le 1er groupe et
la dénomination s'impose d'eczéma arthritique.

Nous ne prétendons pas toutefois voir dans ce terme
arthritique autre chose qu'un facteur étiologique, ni « transporter la qualification d'arthritiques aux déterminations
eczématiques elles-mêmes » comme le voulait Bazin (Besnier *loco citato*). Nous verrons cependant que cet eczéma
qui se présente avec une pathogénie spéciale affecte une
certaine prédilection par certaines formes objectives qui
peuvent mettre sur la voie d'un diagnostic que confirme-

ront la recherche des antécédents et l'élimination des causes communes de la dermatose.

Il y aurait lieu de rattacher à cette catégorie toute une série d'eczémateux connus sous le nom d'arthritiques nerveux « chez lesquels le séjour à la ville exaspère l'élément arthritique et l'élément nerveux ». Nous retrouverons d'ailleurs quelques-uns de ces types cliniques dans nos observations.

Nous réservons au chapitre de l'étiologie et du diagnostic, lorsque nous chercherons à éliminer toutes les autres causes de l'eczéma d'origine interne, pour arriver par exclusion à l'arthritisme, l'étude des types décrits par les pédiatres dans la seconde enfance. Nous y verrons que même et, peut-être surtout, dans cette seconde partie de la question, l'arthritisme conserve sa place à part et qu'on ne saurait faire rentrer ses manifestations eczémateuses dans *l'eczéma scrofuleux* ou l'eczéma *pédiculaire*, l'eczéma *d'origine alimentaire* ressemblant ici par sa complexité au même état morbide chez l'adulte. Nous ne saurions ici approfondir davantage ce sujet sans nous exposer à des redites. Qu'il nous suffise de rappeler que M. le Dr Gaucher s'était déjà fait le défenseur de la conception diathésique de l'eczéma de l'enfance, et qu'il en avait vu une preuve indéniable dans l'étude des métastases chimiques qu'il avait observées au cours du traitement de ces variétés d'eczéma. Nous reviendrons sur ce point au chapitre de l'étiologie, car elles permettent, d'une part de faire un diagnostic rétrospectif précis, de l'autre, elles nous font toucher de près au véritable élément

pathogène, à la « formule chimique » qui représente l'ar_
thritisme sous une forme concrète.

Ainsi se trouve établie chez l'enfant une classification parallèle à celle admise par tous les dermatologistes chez l'adulte et nous ne désespérons pas de voir les pédiatres accorder droit de cite à ce tard venu dans leurs divisions étiologiques au même titre que l'ont accueilli depuis si longtemps les dermatologistes de l'école Française.

Il nous reste à préciser ses caractères cliniques à voir si une évolution et des caractères objectifs spéciaux justifient et corroborent cette donnée théorique, et cette distinction pathogénique, faute de quoi il serait inutile de l'avoir créée.

L'ECZÉMA ARTHRITIQUE DE L'ENFANCE.
SA DESCRIPTION

Comme nous avons eu déjà l'occasion de le faire remarquer la première description (nous ne disons pas, la première mention, car il est impossible d'ouvrir un *Traité de pathologie infantile* sans y voir émise, mais avec quelles restrictions, quelles hésitations ! l'hypothèse d'une variété très rare d'eczéma héréditaire !) la première des cription que nous trouvions de cette variété est due à notre maître le Dr J.Comby dans son *Traité des maladies de l'enfance.* C'est elle que nous prendrons pour guide, tout en la complétant avec nos observations.

Étiologie

La cause de l'eczéma arthritique nous est déjà connue d'après la lecture du chapitre précédent. Nous savons maintenant ce qu'est l'arthritisme, ou du moins ce qu'il représente dans notre esprit : une bradytrophie avec production d'excréta que nous avons groupés sous le terme connu *d'uricémie,* nous avons vu que c'est l'élimination au niveau de la peau de ces principes toxiques qui crée la dermatose. Ce que nous devons nous attacher à faire ressortir ici, c'est d'abord l'importance de la recherche des antécédents, car l'hérédité est la cause éloignée de cet eczéma, puis le soin que devra apporter le clinicien dans l'élimination des autres facteurs étiologiques afin de ne pas tomber dans l'erreur et arriver à un diagnostic exact. Son enquête devra porter minutieusement sur l'alimentation de l'enfant, l'état de la nourrice, son genre de vie, etc... Nous avons rigoureusement soumis à cette critique toutes nos observations, appliquant nous-mêmes la technique que nous conseillons afin d'éviter des objections trop faciles et trop justifiées.

A. — *Recherche des Antécédents héréditaires.* — « Quand on étudie les antécédents des enfants atteints de cette forme d'eczéma, dit le Dr J. Comby, on retrouve souvent chez eux ou chez leurs ascendants des manifestations neuro-arthritiques, dermatoses, varices, névralgies et névroses, asthme, goutte, diabète, migraine, obésité, hémorroïdes, gravelle ».

Il ressort du tableau que nous avons dressé et qui malheureusement ne porte que sur 25 observations, ce qui ne nous permet pas d'établir un pourcentage rigoureux, il résulte disons-nous que nous constatons dans les:

α) *Antécédents héréditaires directs.*

Côté paternel: 10 obèses, 2 diabétiques, 3 eczémateux, 1 asthmatique, 3 nerveux, 1 graveleux, 2 goutteux, 2 rhumatisants.

Côté maternel: 7 obèses, 2 diabétiques, 1 eczémateux, 5 migraineuses, 3 asthmatiques, 7 nerveuses.

β) *Antécédents héréditaires indirects.* Grands parents et collatéraux.

6 obèses, 3 diabétiques, 2 eczémateux, 4 migraineux 4 asthmatiques, 4 goutteux, 1 rhumatisant, 1 lithiase biliaire.

Une seule de nos observations ne nous donne pas de renseignements héréditaires. Nous la devons à la thèse de Millon qui l'avait rapportée comme observation de contraste.

Les parents de l'enfant sont inconnus et cependant nous n'hésitons pas plus que l'auteur lui-même à la relater parce que nous pouvons facilement déduire de l'aspect clinique, le facteur étiologique qui nous manque.

Parenté arthritique indéniable que celle qui se dégage de ce court tableau, et où nous retrouvons presque toutes les manifestations de la diathèse. Constatons-nous la plus grande fréquence d'une forme spéciale associée de préférence à la dermatose que nous étudions? La rareté des cas observés qui portent surtout sur la clientèle urbaine où forcément le champ de nos recherches est restreint, ne nous autorise pas évidemment à tirer une conclusion que nous croyons trop hâtive et prématurée. L'expérience seule permettra plus tard d'établir des statistiques étendues, qui pourraient alors servir de bases solides à la discussion . Dès maintenant cependant si nous prenons en bloc les antécédents directs ou indirects nous voyons que l'obésité (23) la migraine (9) les névroses (10) l'asthme (8) l'emportent sur les dermatoses (7) la goutte (6) la diabète (6) la gravelle (3) le rhumatisme (3) la lithiase biliaire (1).

Voilà bien, il nous semble, des facteurs étiologiques avec lesquels il faudra compter à l'avenir, d'autant plus, que, comme nous allons le voir, il nous sera impossible de découvrir une cause plus immédiate dans le cours de nos observations. Et ce ne sont pas des eczémateux que nous trouvons dans ces antécédents, « on n'hérite pas de l'eczéma de ses parents mais bien du terrain favorable à son évolution » (Brocq). Les enfants que nous avons en vue, sont des fils d'arthritiques où l'eczéma est pour ainsi dire l'exception. Pourquoi ne présentent-ils pas comme leurs parents des accès de goutte, d'asthme, de gravelle, pourquoi ne sont-ils pas comme eux, des obèses et des migraineux.

Il n'y a pas lieu de nous en étonner car nous savons combien l'arthritisme est protéïforme dans ses manifestations ; nous n'ignorons pas depuis les recherches du Professeur Bouchard qui a pu suivre des familles pendant des siècles, qu'ici l'hérédité hétéromorphe l'emporte sur l'horméomorphe.

Ajoutons que la peau de l'enfant et surtout du nourrisson étant un *locus minoris résistentiæ*, l'eczéma sera pour lui un mode de réaction beaucoup plus fréquent que les autres manifestations morbides que nous verrons apparaître de préférence sous forme de vomissements cycliques, de fièvre, de céphalalgie paroxystique au fur ou à mesure que nous nous éloignons de la naissance jusqu'à ce qu'enfin nous assistions à ces précoces accès d'asthme dont M. Comby rappelle un cas à six semaines, Trousseau à 5 ans, de gravelle urique à 8 ans, etc...

B. — *Elimination des causes d'erreur*. — Mais le clinicien ne peut établir un jugement sur ces données étiologiques probables, il a besoin pour instituer un traitement efficace et véritablement scientifique, d'acquérir une certitude que cette seule recherche des antécédents ne suffirait pas à lui donner. Il lui faudra ensuite par éliminations successives arriver à la notion exacte et indubitable d'un rapport immédiat de causalité entre les deux facteurs en présence, rapport dans lequel ne sauraient entrer en considération d'autres motifs intercurrents. Nous avons passé toutes nos observations au crible de cette critique.

z). — Sachant par les travaux du D* Marfan qu'il existe chez le nourrisson un facteur étiologique de première importance : « *Les fautes alimentaires* ».

1° Usage prématuré des aliments, des bouillies, élevage au biberon avec un lait de vache non stérilisé et mal administré.

2° Mauvaise réglementation dans les tétées, abus par la nourrice d'alcool, de café, de charcuterie, de poissons de mer, des épices, pour les enfants élevés au sein.

β). — Au courant d'autre part de certaines catégories d'eczémas (discutables à la vérité !) où la dentition a pu être incriminée ainsi que l'alimentation par un *lait trop vieux ou trop riche, trop pauvre en extrait sec, trop gras, trop caséeux* (exemple du D* Robin. Enfant élevé au sein par nourrice dont l'alimentation était trop azotée.

Nous avons rigoureusement écarté les observations qui auraient pu être entachées d'erreurs et ouvrir la porte à une juste critique. Aussi sommes-nous persuadé que sur ce point aucune objection ne saurait être soulevée. Nous serions d'ailleurs heureux de répondre car nous nous ferions un devoir de confesser nos erreurs, s'il y a lieu, convaincus que ce serait le seul moyen d'arriver à la vérité.

Or dans les antécédents personnels de nos enfants nous ne retrouvons aucune des conditions sus-énoncées, toutes nos observations commencent par cette même phrase :

« Enfant superbe, nourri au sein par une excellente nourrice, n'ayant eu aucun trouble digestif. Aucun écart de régime chez la nourrice ».

Il est toutefois quelques cas sur lesquels en toute sincérité nous voudrions nous expliquer car ils paraissent à première vue laisser place à la critique.

Avant de commencer cet examen, qu'on nous permette de rapporter ici une partie de l'observation XXI de la thèse de Millon, que nous considérons comme un plaidoyer en notre faveur d'autant plus éloquent qu'il vient d'un contradicteur.

« Cet enfant, dit l'auteur, est nourri d'une façon très régulière, allaitement maternel jusqu'à 18 mois; depuis régime approprié, pas de vin, pas de nourriture épicée. Les digestions ont été bonnes, jamais de diarrhée, pas de constipation, le ventre n'est pas ballonné, l'estomac n'est pas dilaté, les limites du foie sont normales.... Il revient nous voir le 19 mars, son eczéma subit une poussée aiguë qui n'a été déterminée par aucun excès alimentaire ni par aucun trouble gastrique, son affection cutanée semble rebelle à tout traitement. La raison de son affection et de son développement persistant nous échappe.... »

Ignorance déguisée du reste, puisque nous trouvons en tête de l'observation la mention suivante qui ne laissait aucun doute dans l'esprit de Millon. « *Eczéma classique diathésique,* chez un enfant nourri d'une façon régulière, (Observation de contraste).

Nous empruntons d'autre part à l'article de M. le Dr Jacquet, l'observation 18, où nous trouvons « un enfant manifestement suralimenté ».Faut-il incriminer cette suralimentation et faire rentrer cet eczéma dans les variétés de M. Marfan? Nous ne le croyons pas, et l'auteur paraît bien être de notre avis car il ajoute « mais n'ayant aucun trouble gastro-intestinal, alors qu'on retrouve chez lui et dans ses antécédents héréditaires, la migraine, l'obésité, la névrose . Le rapport soit direct, soit héréditaire, soit enfin à la fois personnel et héréditaire entre l'obésité et l'eczéma est incontestable, mais inconnu dans son essence ».

Les rares cas où, en toute sincérité, nous avons signalé soit une *légère suralimentation,* soit chez la nourrice un usage, sinon immodéré, du moins relativement assez abondant du vin comme boisson ne nous paraissent pas devoir être discutables surtout si en face de facteurs étiologiques de minime importance, nous considérons la fréquence des accidents arthritiques chez ces sujets et l'évolution ultérieure de la maladie, alors que les causes primitives devaient avoir disparu sous l'influence d'une hygiène convenable.

Reste une question qui nous parait facile à interpréter, c'est *la constipation* que nous avons rencontrée quelquefois. L'eczéma ne serait plus alors qu'un mode de réaction de la peau devant rentrer dans l'eczéma par intoxication (ingesta). Nous ne le croyons pas, et nous sommes plutôt disposés à voir dans cette constipation une association morbide et non une cause. La dermatose et le trouble intestinal étant tous deux sous la dépendance d'une étiologie commune : l'arthritisme, (voir Gigot Suard, *l'Uricémie*).

Voilà pour le nourrisson, nous avons apporté à la question si bien étudiée par le Dʳ Marfan un élément nouveau en ce sens : que nous individualisons une forme pathogénique qu'il s'était refusé à séparer nettement de son *eczéma séborrhéique* et de son *eczéma à placards disséminés*; il faisait bien dépendre à la vérité ces deux variétés d'une cause prédisposante, l'arthritisme, mais n'agissant que par l'intermédiaire d'une dyspepsie cause déterminante. Nous sommes d'accord avec lui pour reconnaître l'influence primordiale de la diathèse, pouvant produire les formes objectives qu'il nous indique, mais nous croyons, contrairement à son opinion, que dans une seconde partie de l'accolade, où il est impossible d'admettre une étiologie intermédiaire, il y a place pour une manifestation *immédiate* de l'arthritisme agissant seul pour produire un eczéma assez nettement différencié.

II. — Si nous passons à la *seconde enfance*, nous nous rapprochons de la pathologie de l'adulte, de nouveaux facteurs entrent dans le problème. Certes nous retrouvons bien l'arthritisme ébauché dans le tout jeune âge, mais, aux fautes alimentaires, sont venues s'ajouter d'autres causes possibles d'eczéma qu'il faut écarter avec autant de soin que les premières chez le nourrisson.

Quelles sont ces nouvelles conditions pathogéniques ? Faut-il s'arrêter à *l'eczéma rubrum* ? Nous verrons au diagnostic que ce n'est pas une entité morbide mais une simple variété objective.

Il est loin d'en être de même de *l'eczéma scrofuleux* ou *tuberculeux de Unna*. Mais comme il s'accompagne de kératite, qu'il a été précédé de rhinite, d'otorrhée, qu'il entraîne un engorgement ganglionnaire considérable, il n'y aura pas à craindre une confusion étiologique entre l'arthritisme et le scrofule.

Les *parasites* (pediculi) sont-ils en cause? Nous pensons que le médecin ne s'en laissera pas imposer sur ce point par les dénégations de la famille?

Passant à l'examen des causes externes qui auraient pu déterminer des poussées eczémateuses sur un terrain prédisposé, nous nous empressons de dire que jamais nous n'avons pu les incriminer. Un seul fait de ce genre a été observé par le Dr J. Comby, est celui qu'il cite dans son *Traité des Maladies de l'Enfance*, mais qu'il caractérise suffisamment par ces quelques mots « Quel rôle a joué le traumatisme dans cet eczéma. Faut-il ajouter une valeur quelconque à cette égratignure de la joue? Il est bien probable que si l'enfant s'est égratigné, c'est qu'il avait déjà à ce niveau un commencement d'eczéma qu'un petit traumatisme a excité et mis en évidence.

Enfin les enfants que nous présentons ne sont pas des *rachitiques*, (et nous savons combien le rachitisme est fréquemment associé à l'eczéma d'origine alimentaire)l pas plus qu'ils ne sont *des lymphatiques*.

Reste donc là encore lorsqu'on aura éliminé ces causes morbides diverses qui pourraient faire hésiter le diagnostic, la seule hypothèse possible : « *L'arthritisme* ».

Nous voici donc en possession de deux éléments : un point de départ : l'arthritisme, un point d'arrivée : l'eczéma, que nous avons considéré comme sa manifestation immédiate. Pour compléter notre étude étiologique il nous faudrait pénétrer plus à fond dans le sujet et voir sous quelle formule chimique nous pouvons représenter la diathèse. C'est évidemment au chapitre de la pathogénie qu'il conviendrait de reporter cette étude et c'est ce que nous ferons, mais dès maintenant nous essaierons de nous créer une opinion.

Ceci nous conduit à envisager un côté nouveau de la question. Dès 1889, M. le Dr Gaucher avec l'autorité que nous lui connaissons attirait l'attention sur l'eczéma arthritique à propos de la *pathogénie des métastases* ce qui implique assez le caractère diathésique qu'il entendait donner à cette manifestation.

Après avoir vengé Bazin des attaques de l'école anatomique et des doctrines parasitaires, il s'affirme partisan des altérations humorales, et il ajoute : « On possède quelques notions certaines sur les altérations chimiques de sang et des humeurs dans le diabète, dans la goutte, et, dans toutes ces maladies, on observe des *métastases* qu'on pourrait appeler *chimiques*.

Eclairés par les exemples du Dr Gaucher « ne pouvons-nous soupçonner chez les eczémateux l'existence de principe toxiques qui s'éliminent par la peau. On sait l'influence de certains aliments, et même d'une alimentation quelconque prise en excès, sur la production et l'entretien de l'eczéma, dans ces cas la lésion cutanée est sans doute le résultat de l'élimination de la matière excrémentitielle par la peau.

La production excessive de ces matières désassimilées et leur élimination, au lieu d'être accidentelle comme dans le cas précédent, peut se présenter comme un état morbide permanent dépendant de troubles nutritifs constitutionnels et souvent héréditaires.

L'eczéma est alors sous l'influence d'une altération des humeurs, dont les principes toxiques s'éliminent en partie par la peau. Dans ces conditions la dermatose est en quelque sorte une sauvegarde.

Ces accidents doivent être plus fréquents chez les enfants à cause de l'activité plus grande de leur nutrition qui entraîne un déplacement plus facile de la matière toxique et à cause de la délicatesse de leurs organes, ils doivent être plus graves à cause de leur résistance moindre ».

Dans une série d'observations à l'appui de son assertion, M. le Dr Gaucher rapporte quelques-unes de ces métastases, consécutives à la guérison d'un eczéma. Ce sont : congestion pulmonaire et encéphalique chez un enfant de deux ans, broncho-pneumonie chez un de 2 ans 1/2, enterite cholériforme, albuminurie chez d'autres.

Nous avons eu nous-même l'occasion d'assister à quelques métastases de ce genre chez les enfants soumis à notre observation, et nombreux sont les cas où nous avons vu l'eczéma céder la place à une crise d'asthme, une céphalalgie uricémique, à de la lithiase intestinale, nous n'en voulons pour preuves que l'abondance des cas rapportés dans les observations 1, 3, 7, 8, 9, 14, 15, 16, 21, 23, 24, 25, 26.

Nous n avons parlé ici de ces métastases chez les enfants eczémateux arthritiques que parce qu'elles éclairent l'étiologie et qu'elles sont un des meilleurs arguments que nous puissions invoquer en faveur de notre thèse. Ces faits se produisant chez l'*enfant* et non plus seulement chez l'adulte prouvent assez quelle relation existe entre ces divers états morbides, dont nous pouvons voir une alternance et une succession ininterrompues.

Et qui osera prétendre devant de tels faits qu'il ne s'agit là que d'une vulgaire dyspepsie, d'un trouble digestif

Le trouble est plus profond certes, il atteint tout l'organisme, dont l'activité vitale est déviée de son type primitif.

Malheureusement le travail de M. Gaucher est une de ces rares recherches sur l'eczéma infantile, force nous est, pour compléter l'étiologie et éclairer la pathogénie, par des analyses chimiques précises de recourir à l'étude de la maladie de l'adulte qui suppléera croyons-nous, à l'insuffisance de mêmes travaux chez l'enfant.

La toxicité urinaire dans les dermatoses a vivement excité ces temps derniers la curiosité des dermatologistes. M. le Dr Sabouraud s'était particulièrement attaqué à l'incertitude qui régnait sur la nature intime des diathèses et il demandait, pour conclure, une réalisation expérimentale de la maladie diathésique. A quoi M. Brocq objectait, très justement, combien il était difficile d'apporter des réponses précises, quand il s'agit d'une chose aussi complexe que l'organisme humain. M. Sabouraud a trouvé toutefois un écho en Italie où *Colombini* observa dans quatre cas d'eczéma aigu une *hypotoxicité urinaire* constante et même très marquée, ce qui lui permet de conclure que la peau élimine des substances toxiques, qui dans les conditions ordinaires filtrent par les reins. « Après guérison la toxicité urinaire redevient normale cependant on l'a vu dans un cas s'accroître après la guérison. Dans deux cas d'eczéma papulo-squameux chronique la toxicité urinaire était augmentée ».

M. Gaucher ne faisait qu'émettre la même idée que Colombini mais sous une autre forme quand il disait ·

« *L'eczéma est une sorte de toxidermie autogène* ».

Ces exemples de métastases valent des expériences de laboratoire.

M. Petrini de Galatz répondait d'ailleurs au congrès de 1889, où le dermatologiste français émettait son opinion « Quant à l'arthritisme je crois qu'on ne peut le nier ».

Breda et le Dr Tennesa sont du même avis.

Enfin nous verrons plus loin que le Professeur Tommasoli reprenant les expériences de Gigot Suart a mis la dernière main à l'achèvement de l'édifice, en nous affirmant que l'acide urique se suffit à lui seul pour créer l'eczéma.

Résumons-nous :

Cherchant une explication à une classe d'eczémas que nous ne pouvons ranger dans les catégories connues, nous sommes, par éliminations successives des causes habituelles et bien définies de l'eczéma chez l'enfant, arrivés à acquérir cette notion que nous étions en face d'un eczéma où la diathèse héréditaire pouvait seule être incriminée, où l'alimentation, et la dentition pour la première enfance, la scrofule, le phtiriase, les causes externes pour la seconde n'entraient nullement en jeu.

Poussant plus loin nos recherches étiologiques, les exemples de métastases du Dr Gaucher nous ont mis sur la voie d'une hypothèse chimique représentant, d'une façon concrète, un trouble de la nutrition, et pouvant être représentée par un produit toxique que nous reconnaîtrons plus tard être *l'acide urique*, seule cause efficiente, sans adjuvance, suffisant à créer un eczéma qui justifie son qualificatif étiologique et que doivent différencier des caractères cliniques particuliers.

II. — SYMPTOMATOLOGIE

Comment l'Eczéma arthritique se présente-t-il cliniquement. Pouvons-nous lui assigner des caractères différentiels permettant, de prime abord, de le distinguer des autres variétés d'Eczémas ?

M. Brocq est loin d'être affirmatif sur ce point. « Ce qui frappe avant tout, dit-il, c'est l'extrême confusion des formes morbides que nous essayons de préciser et leur peu de netteté ; il semble qu'il soit presque impossible de trouver un eczéma dont la pathogénie soit pure et simple. Cette proposition est surtout vraie toute les fois que la dominante étiologique semble être d'origine interne. En réalité, comme le disait le Dr Besnier il n'y a pas d'eczéma, il n'y a que *des eczémateux*. C'est là l'explication définitive de la complexité de ces éruptions, de la contingence des formes morbides qu'on y distingue. Nous ne saurions mieux exprimer ce grand fait clinique qu'en disant: *l'eczéma est l'image même de la vie*, le reflet à la peau de la constitution de l'individu » (1).

---

1. Le Dr Leredde émettait la même opinion dans son mémoire. « Après avoir énuméré sommairement les causes de l'eczéma telles qu'elles sont exposées dans les livres classiques, nous pouvons nous

Tout cela est vrai et nous verrons en terminant ce chapitre ce que nous en devons conclure si l'observateur attache trop d'importance aux faits de passage si fréquents en
dermatalogie, aussi faut-il qu'il sache discerner dans chaque cas le caractère objectif essentiel de la dermatose qu'il
étudie, faute de quoi toute classification devient impossible.

C'est pourquoi nous nous efforcerons de faire rentrer
nos types cliniques, d'aspects si divers, dans les quelques variétés admises par M. Brocq, afin de ne pas compliquer la question (1).

En regard nous rappelons à titre de comparaison les
divisions qu'il a établies pour l'eczéma d'origine alimentaire ou toxique. (Voir Brocq *"La question des Eczémas*).

« Le Groupe II qui renferme ce dernier (*Type eczéma
par mauvaise alimentation des nourrissons*).

α). — Est surtout caractérisé au point de vue objectif
par une éruption composée (eczéma vulgaire amorphe,
nummulaire, papulo-vésiculeux).

β). — Quelques faits semblent indiquer qu'un eczéma

demander comment des facteurs si différents peuvent produire des
lésions identiques... peut-on indiquer quelque signe clinique ou his-
tologique qui permette de séparer les eczémas de causes externes,
des eczémas d'origine diathésique ».

1. Tout en étant de l'avis de Millon qui réclamait pour l'étude
des dermatoses infantiles des descriptions spéciales, sa pathologie dif-
férant de celle de l'adulte, nous trouvons préférable de ne pas encom-
brer un sujet déjà aussi complexe, d'une terminologie nouvelle, ce
qui explique pourquoi nous nous attachons aux types décrits par
M. Brocq, tout en mettant en lumière les caractères différentiels que
peut présenter l'eczéma de l'enfant comparé à celui de l'adulte.

nummulaire pur peut être entretenu par des auto-intoxications ou des troubles gastro intestinaux.

Le Groupe III, *eczéma dit arthritique ou par auto-intoxication, eczéma neuro-arthritique.*

Est celui qui nous intéresse plus immédiatement; il comprend :

A). — *Variété arthritique. Formes objectives.*

α). — Eczéma arthritique pur. Variétés objectives *sèche et cannelée.*
β). — Eczéma arthritique pur. Variétés objectives *craquelée et fendillée.*

B). — *Eczéma dit neuro arthritique. Formes objectives.*

α). — Eczéma neuro-arthritique. Variété objective Erysipélatoïde.
δ). Eczéma neuro-arth. Variétés objectives composées: nummulaire, à tendance vers l'eczéma vulgaire simple, vers l'eczéma papulo-vésiculeux, plus ou moins urticarien, impétigineux ou non, suivant la présence du lymphatisme ou peut-être suivant les infections microbiennes ».

Prenant, d'autre part, dans le tableau II la variété objective comme type de classification M. Brocq admet les sous-variétés suivantes :

A). — *Eczéma vrai, forme vulgaire*

Variété arthritique. Eczéma vulgaire vrai des arthritiques compliqué fréquemment de lichenification. Relations étroites avec les prurigos diathésiques.

B). — *Formes à grosses vésicules.*

Variété arthritique. *Eczéma vésiculeux arthritique* ou goutteux.

C). — *Forme craquelée et fendillée.*

D). — *Forme sèche.*

Nous laissons de côté ses deux autres grandes formes objectives à savoir :

L'eczéma érysipélatoïde et *l'eczema nummulaire* (variétés arthritiques), parce que nous n'avons pas eu l'occasion de les rencontrer.

Voyons maintenant comment cette classification peut s'appliquer à l'eczéma arthritique de l'enfant ?

Voici comment le décrit notre Maître le D⁺ Comby : « L'eczéma arthritique *chez le nourrisson* est pour lui un eczéma débutant par la face pour s'étendre aux membres et aux troncs, il présente des placards d'abord rouges, érythémateux, puis squameux. Ces placards siègent aux joues et aux oreilles, ils sont plus secs que ceux des eczémas d'origine alimentaire, mais non moins prurigineux. l'enfant se gratte incessamment et entretient un eczéma qui passe peu à peu à l'état chronique ».

Dans la *seconde enfance* au contraire nous le voyons « respecter ordinairement la face, siéger sur les membres, le tronc, autour des organes génitaux, il est *peu suintant,* presque sec, ses squames sont peu épaisses, furfuracées, le derme peu rouge, peu irrité, mais épais, rugueux, fissuré par les grattages. Certains placards sont assez étendus ils occupent les cuisses, les bras, les plis inguinaux.

D'autres sont petits, *nummulaires,* ils sont disséminés sur la poitrine, le dos et les reins simulant le psoriasis en gouttes mais ses squames sont moins épaisses, moins sèches, et moins brillantes. Cet eczéma est *prurigineux* à

l'état continu et par accès » c'est cette variété d'eczéma
que le Dr Comby étudie dans son article sous le nom
d'eczéma en placards disséminés.

La lecture attentive de ces quelques lignes nous permet
de retrouver dans cette description d'eczéma sec, squameux, fendillé, très prurigineux, quelquefois mais rarement nettement vésiculeux, plutôt papulo-vésiculeux,
nummulaire dans la seconde enfance, psoriasiforme (en
un mot tous les caractères des types établis par M. Brocq):

La variété arthritique forme sèche.

La variété arthritique forme craquelée ou fendillée.

La variété neuro-arthritique (Eczéma papulo-vésiculeux
à forme complexe, lichénifié, en rapport avec les prurigos), et jusqu'à la variété neuro-arthritique nummulaire.

Ces données théoriques concordent-elles avec le résultat de nos observations ?

I.—*La période d'invasion* de la maladie nous échappe.
Les enfants pour lesquels on réclame nos soins sont en pleine
poussée eczémateuse, ils sont à la période d'état de la
maladie. Nous ne pouvons donc en reconstituer les débuts
que par les commémoratifs. Souvent, sans cause appréciable, quelquefois à la suite de grattages que les parents
invoquent comme étiologie, (mais sur la valeur de laquelle
nous devons rester sceptiques, le prurit n'étant qu'un des
premiers symptômes), une rougeur vive apparaît, loca-
lisée le plus souvent à la face et gagnant les membres
par la suite, la tuméfaction augmente, les membres et
la face œdématiés et bouffis donnent au petit malade
un air boudiné rappelant l'aspect des magots chinois.

Quelques papules sont apparues, la maladie est arrivée à la *période d'état*. Si l'on examine alors obliquement la surface cutanée, on la trouve soulevée par une quantité de petites vésicules à peine perceptibles, lesquelles vont bientôt se rompre et laisser suinter une sérosité citrine, empesant le linge, et qui se concrète en croûtes jaunâtres. Ces croûtes tombent à leur tour laissant apercevoir une surface érodée qui se recouvre bientôt de squames fines un peu humides, puis sèches : c'est la *période de régression*

Mais le plus souvent cette régression se fait longtemps attendre ou s'éternise, le sujet étant sous le coup de nouvelles poussées à intervalles plus ou moins éloignés. Comme dans tout eczéma chronique la succession des périodes perd sa régularité, des récidives se font sur un point tandis que sur d'autres on assiste à la phase de régression. Les lésions se repartissent sans aucun ordre, il est rare de trouver les formes figurées à évolution excentrique, décrites sous le nom d'eczémas trichophytoïdes.

Jusque-là rien de spécial, sauf les récidives et le prurit. Cet eczéma peu suintant, correspondrait bien à **l'eczéma vulgaire**, première variété de M. Brocq, mais nous nous empressons d'ajouter qu'il est pour ainsi dire l'exception, les autres types objectifs étant de beaucoup les plus fréquents ainsi que le mentionnent nos observations. Alors que nous ne le rencontrons avec ces caractères que dans les obs. 2 et surtout l'obs, 6 (1),

1. Encore faut-il ajouter que dans ce dernier cas, on peut attribuer à la vaccination l'aspect croûteux de la lésion. Notre maître le D⁰ Comby a en effet attiré l'attention sur cette variété d'eczéma.

les autres formes s'appliquent à la majorité des cas que nous rapportons.

II. — Le plus souvent en effet l'eczéma au lieu d'être nettement vésiculeux devient *papulo-vésiculeux* et si l'on n'examine pas attentivement le petit malade on peut croire que la vésicule fait défaut tant elle est petite et éphémère. L'épiderme présente un aspect fendillé, craquelé et comme mosaïqué avec desquamation abondante et épaisse. Les croûtes font totalement défaut. Et cependant cette variété peut devenir légèrement suintante si elle se localise au niveau des plis, on pourra même à un examen superficiel se croire en présence de deux variétés distinctes tant sont différentes les lésions de la face et celles du sillon rétro-auriculaire par exemple. C'est qu'en effet au niveau des plis inguinaux, des plis du coude, au voisinage de l'ombilic, au-dessous du lobule de l'oreille, l'accolement des deux bords opposés et la profondeur du sillon entraînent une humidité persistante, une véritable macération de la couche cornée, qui, ramollie, favorise la rupture des vésicules tout en empêchant la sérosité de se concréter. A ce niveau les poussées eczémateuses s'accompagnent de rougeur et de tuméfaction intense.

Cette variété ayant plus de tendance que la précédente à la chronicité, entraîne par sa persistance une lichenification du derme pour ainsi dire caractéristique de la lésion. Elle englobe la plupart des cas que nous avons observés. Elle répondrait à l'**eczéma fendillé** que M. Brocq décrit chez l'adulte.

III. — Nous serons très brefs sur la dernière forme que nous dénommerons avec le même auteur **eczéma sec.** Nous rap-

pelons à ce sujet que nous n'avons en vue que les formes
·sèches, pures et non les plaques d'eczéma sec qui accompagnent presque toujours l'eczéma vulgaire typique.
Nous le retrouvons de préférence à la face avec une prédilection marquée pour les joues et le front, descendant
quelquefois entre les omoplates ou au-devant de la poitrine. Pour plus de facilité, dans la description, nous
l'avons catalogué dans nos observations sous la rubrique

« Eczéma séborrhéique »,ne voyant du reste sous ce mot
qu'une expression facile pour caractériser une forme objective, sans faire aucune allusion aux théories de Unna.
C'est cette variété qui devient quelquefois pityriasiforme,
comme le rapporte une observation.

Avant de terminer cette description clinique il est bon
de faire remarquer qu'il faut bien se pénétrer d'une idée
sur laquelle les dermatologistes modernes ont bien insisté
et que nous retrouvons exposée avec détail dans le récent
article de M. Besnier dans le second volume de « *La pratique Dermatologique* ».

«On ne saurait, dit-il sur la constatation des caractères
eczématographiques, baser la certitude de l'origine arthritique d'un cas donné d'eczéma ».

Ce qui ne veut pas dire qu'un dermatologiste ne puisse
dans un plus ou moins grand nombre de cas reconnaître
dans les caractères cliniques des prédominances objectives ou subjectives dont la constatation implique la pro-
babilité de la qualité arthritique des sujets) ».

C'est du reste dans cet esprit que nous avons dirigé
nos recherches ; nous voulons seulement, par la constatation de ces types spéciaux, diriger les impressions du

médecin vers la condition pathogénique dont le thérapeute a besoin, d'identifier la nature exacte, sans prétendre assigner aux arthritiques des formes d'eczéma
exclusivement spécifiques.

Reste le *type nummulaire* cité par le Dr J. Comby, dont
nous n'avons eu l'occasion de rencontrer aucun spécimen
chez nos 26 enfants et qui est spécial à la seconde enfance.

La localisation primitive habituelle à la face pouvant de
là se généraliser à tout le corps ; ne permet pas chez le
nourrisson d'établir des *variétés régionales.*

Il ne faudrait pas à ce sujet confondre avec l'eczéma qui coexiste souvent chez ces sujets des lésions
erythémateuses si fréquentes chez les enfants, à la région
fessière ou scrotale et qui sont dues au contact continuel
de liquides irritants.

A peine pouvons-nous dans la seconde enfance retrouver les types nettement délimités décrits chez l'adulte :
eczéma des membres supérieurs, de la paume des
mains, etc....

Ces réserves étant faites, nous pouvons cependant,
dans les variétés objectives diverses que nous venons
de décrire, retrouver des caractères fondamentaux propres à l'eczéma arthritique, permettant de le définir d'une
façon générale *un eczéma non croûteux, peu suintant,
plutôt sec, très prurigineux, rebelle, récidivant, chronique, avec tendance à la lichénification.*

MARCHE. — PRONOSTIC

Nous venons de voir que cet eczéma est surtout tenace
et que le traitement a peu de prise sur lui. Ne le voyons-
nous pas durer chez un sujet jusqu'à l'âge de 4 ans.
(Obs.)VII,IX, chez l'autre jusqu'à 9 ans (Obs.) XIV,XV.

Ses allures sont on ne peut plus bizarres et inattendues
On le voit disparaître à la campagne et reparaître à la
ville, cesser à la montagne pour reprendre avec plus d'activité à une altitude moyenne, exaspéré par le froid ou au
contraire par la chaleur.

Quoiqu'il en soit, si la maladie ne peut être dangereuse
par elle-même, le pronostic doit être réservé à cause de
la diathèse qu'il révèle et dont les manifestations ulté-
rieures peuvent être terribles. Le médecin devra toujours songer en effet à ces métastases dont parlait le
L^r Gaucher, dont nous entretient également le Dr Comby
et que des auteurs étrangers se sont attachés, tant en Angleterre qu'en Amérique, à bien mettre en valeur. Après
bien des tentatives thérapeutiques infructueuses, la famille
joyeuse voit un jour disparaître ces poussées érythémateuses, qui ont fait si longtemps son désespoir, quand survient
une complication malheureuse. L'enfant est pris subitement d'un accès d'asthme, il se plaint de maux de tête

paroxystiques, il est pris à date fixe, et périodiquement, de vomissements qu'on ne peut expliquer, il a de l'entérite de la lithiase intestinale. En un mot il peut être en proie à toute la série de phénomènes morbides que nous avons passés ailleurs en revue, dont le moindre serait la céphalalgie et l'obésité, mais qui peuvent s'étendre jusqu'à la lithiase biliaire, la gravelle, l'asthme et la goutte. (Voir nos observations).

Nous empruntons, pour compléter ce tableau deux exemples de ces métastases au travail de M. Brocq : « *Accidents wich may follow the suppression of a chronic-Eczematous Eruption.* » Cet auteur rapporte en effet le cas d'une petite fille âgée de 3 ans, née de parents arthritiques nerveux, chez laquelle une poussée intense d'eczéma succède à une bronchite à l'âge de 16 mois. Les lésions, d'abord diffuses, s'étaient localisées puis subitement elles ont rétrocédé et à ce moment sont survenus des troubles pulmonaires « simulant la tuberculose ». Une nouvelle disparition des signes sthétoscopiques a coïncidé avec une nouvelle éruption.

Un autre enfant de 4 ans dont les parents étaient goutteux a eu aussi un eczéma « severe and Extensive » de la face et des membres, alternant avec une bronchite sibilante, il y avait balancement continuel entre les deux affections.

« Chez ces enfants dit le D. Comby l'eczéma semble bien être un émonctoire salutaire ! chaque fois que cet émonctoire se tarit, la matière peccante se porte sans doute du côté des bronches et son élimination par la muqueuse respiratoire ne va pas sans une réaction douloureuse et parfois inquiétante ».

Nous avons rapporté de nombreux exemples de ces métastases (1), ou mieux de ces associations morbides, sous la
dépendance de l'arthritisme, et nous nous sommes trop longuement étendus sur ce sujet au début de ce travail pour
y revenir maintenant, mais il est fort probable que nombre de ces nourrissons, chez lesquels nous avons pu
porter le diagnostic d'eczéma arthritique, et que nous
n'avons pu suivre, justifieront eux-mêmes, de par leur
pathologie ultérieure la réalité de notre hypothèse et
malheureusement peut-être, de notre pronostic.

Le clinicien doit toujours avoir présents à la mémoire
les cas malheureux cités par le D. Gaucher que nous
voudrions pouvoir croire exceptionnels.

C'est assez dire combien nous devons être réservés
dans nos prévisions.

En un mot la maladie que nous étudions ne comporte en
elle-même qu'un bon pronostic si l'on s'en tient à la der
matose seule, mais il s'assombrit au contraire beaucoup
si l'on songe à la diathèse qui lui a donné naissance.

1. Consulter les Obs. I. III. VII. VIII. IX. XIV. XV. XVI. XXI
XXIII. XXIV XXV. XXVI.

DIAGNOSTIC

Nous nous sommes trop étendu sur ce sujet au cours de ce travail, soit lorsque nous cherchions une définition de l'eczéma, soit lorsque l'étiologie nous réclamait des critériums pathogéniques, pour revenir longuement sur une question que des maîtres plus autorisés que nous, ont traités dans des ouvrages spéciaux avec une abondance de détails et une netteté auxquels nous ne saurions atteindre . Le Dr J. Comby dans son savant article du *Traité de Médecine des Enfants* s'est attaché à bien mettre en relief les caractères qui distinguent l'eczéma en général des dermatoses habituelles de l'enfant. *Herpes, zonas, strophulus ou prurigo simplex, urticaires, et toxidermies, psoriasis, miliaire sudorale, trichophitie circinée, érysipèle, pityriasis rosé de Gibert, érythème, perlèche et pityriasis capitis.*

Nous avons vu dans nos descriptions combien parfois dans les formes dites de passage ou compliquées, l'eczéma infantile pouvait emprunter à ces diverses lésions leurs caractères objectifs et toute la perplexité qu'entraînait dans ces cas, le diagnostic.

A. — Nous croyons que notre rôle est plutôt de différencier chez le nourrisson la variété que nous étudions sous le

nom d'eczéma arthritique ou eczéma par auto-intoxication des variétés voisines, les eczémas par intoxication
(fautes alimentaires) décrites par les pédiatres, en particulier par les Dʳˢ Comby et Marfan. Il serait hors de propos d'insister sur l'importance d'un diagnostic étiologique
précis qui seul permet à la thérapeutique d'atteindre la
maladie à sa source.

Sans faire une étude clinique approfondie de ces *eczémas par intoxication chronique* dont parle M. Brocq et
dans lesquels il fait rentrer l'eczéma des nourrissons
dont le régime est défectueux, voyons sous quel aspect
particulier ils se présentent, en quoi ils diffèrent de l'eczéma diathésique que nous étudions.

I. Ses formes objectives sont du reste aussi variées, il peut
revêtir l'aspect suintant, croûteux, prurigineux, exaspéré
par le grattage, saignant facilement, pour arriver au masque épais jaunâtre, rougeâtre, souillé par le sang et les
poussières extérieures; il respecte les narines, la bouche et
le menton, aussi Unna a-t-il pu assez heureusement com-
parer sa disposition à celle « d'un masque dont on aurait
enlevé le centre ».

II. *L'eczéma dit de dentition* décrit par Unna, mais ayant
perdu aujourd'hui son entité morbide, se rapproche, par
ses caractères, des eczémas dus à des troubles digestifs.
Les lésions sont très rouges, très vésiculeuses, très suintantes, prurigineuses. Nous savons aujourd'hui, après les
critiques des Dʳˢ Marfan et Comby, qu'il rentre dans les
variétés eczémateuses des nourrissons dyspeptiques ; a
moins qu'avec le second de ces auteurs, on ne l'appelle

tout simplement *érythème de dentition.* On s'accorde alors
à lui reconnaître comme caractères distinctifs sa mobilité
sa fugacité : il s'éteint très rapidement et reparaît très
vite (1).

À côté de cette forme suintante on peut trouver au
contraire les deux variétés décrites par M. Marfan.

II. — *L'examen séborrhéique des suralimentés,* dont
nous avons retrouvé un type analogue dans notre classe
« eczéma sec » ne saurait guère être différencié que par la
recherche des antécédents héréditaires et surtout l'étude
des troubles gastro-intestinaux que présentent constamment ces enfants. Toutefois si nous nous en rapportons
à la description que donne Unna (et nous n'avons en vue
ici que son aspect clinique) nous voyons qu'il atteint de
préférence les plis, qu'il coexiste avec des croûtes et des
squames sur le cuir chevelu, des lésions des oreilles,
enfin, caractère qui permettra de le différencier de la
forme séborrhéique de notre eczéma sec arthritique il est
beaucoup moins rebelle et beaucoup moins irritable !

III. — Que devient alors *l'eczéma à placards disséminés* dont M. Marfan note la fréquence chez les dyspeptiques, les rachitiques (il faut bien dire le mot) que sont pour
la plupart ses enfants nourris au biberon, qui reçoivent
du lait de vache pur dès leur naissance ou qui en reçoivent trop et trop souvent.

1. M. Jacquet au Congrès de 1900 admet que l'éruption dentaire
est en rapport avec l'eczéma, qu'elle peut exercer une influence sur
son évolution et sa recrudescence, et note une hemi-hyperesthésie
étendue à tout le côté correspondant du corps.

La coexistence chez ces malades d'un gros ventre, d'alternatives de diarrhée et de constipation mettent le clinicien sur la voie du diagnostic et ne lui permettent pas de s'égarer, alors que s'il se basait seulement sur les caractères objectifs de la lésion, il pourrait trouver beaucoup de ressemblance avec notre variété nummulaire arthritique.

B).—Dans la *seconde enfance* la situation se complique. Il nous est facile il est vrai, de par la distribution des lésions, surtout localisées au niveau de la nuque et entre les épaules de retrouver la trace *de parasites*, ayant déterminé l'eczéma par une irritation continuelle que le grattage est souvent venu compliquer d'éléments impétigineux.

a). — Nous aurons écarté ainsi l'eczéma pédiculaire ou *gourme* si fréquente dans le milieu hospitalier.

Il nous reste à différencier deux autres formes.

b). — *L'eczéma rubrum* n'est pas en réalité une variété étiologique particulière, c'est une forme que peuvent revêtir tous les eczémas, qu'ils soient d'origine traumatique ou d'origine alimentaire. Elle est due à l'exacerbation d'un eczéma vulgaire. On a noté sa plus grande fréquence chez les arthritiques nerveux aux réactions extrêmement vives.

c). — *L'eczéma scrofuleux* au contraire, qu'Unna avait appelé eczéma tuberculeux se présente avec des caractères si particuliers l'individu qui en est porteur présente des lésions si spécifiques que l'hésitation est impossible.

Il se localise aux orifices muqueux de l'œil, du nez de la bouche, des oreilles, il s'accompagne d'otorrhée, de kératite phlycténulaire avec rhinite scrofuleuse, ces en-

fants ont habituellement de l'hypertrophie de la lèvre supérieure, les vésicules eczémateuses sont énormes et
reposent sur un tissu très œdématié, l'engorgement ganglionnaire est de règle et peut atteindre de fortes proportions. Enfin c'est un eczéma non prurigineux qui souvent
n'est que le prélude du lupus ou de la tuberculose.

C. — Franchissant les limites de l'eczéma il y aurait
certainement un long chapitre à écrire sur le **rapport
des eczémas avec les prurigos** qu'ils viennent souvent
compliquer. C'est une question pleine d'actualité de laquelle
le nom de M. Besnier est inséparable, mais l'espace nous
manque et notre sujet ne comporte pas de tels dévelop-
pements ; il y aurait matière à un travail spécial.

Toute maladie prurigineuse en effet peut se compliquer
et se complique très souvent en réalité de lésions liché-
nifiées et eczématisées sans que pour cela comme le faisait remarquer le Maître de l'Ecole Française. « La
constatation de l'eczéma implique la nature eczémateuse
du syndrôme ». Le prurigo se distingue en effet nettement,
au début, de l'eczéma, par son aspect papuleux, nullement
vésiculeux. Mais comme, quelquefois très rapidement, il
s'eczématise, on se trouve alors en présence d'une lésion
papulo-vésiculeuse, rappelant à s'y méprendre ce que
nous avons étudié avec M. Brocq sous le nom d'eczéma
papulo vésiculeux. Il est évident qu'ici le diagnostic devient
difficile et ne saurait reposer : 1° que sur les commémoratifs ; 2° sur la localisation des lésions qui siègent aux
membres sur les surfaces d'extension et n'envahissent pas
les plis. Il faut bien toutefois reconnaître que l'eczématisation
survenant sur cette éruption papuleuse a au contraire

tendance à envahir les plis de flexion et auquel cas la différenciation devient excessivement délicate. 3° Un des caractères primordiaux du prurigo est l'induration chronique de la peau, conséquence du grattage, et qui donne alors à la maladie l'aspect d'un eczéma lichénifié. Nous venons d'exposer brièvement la question quelques lignes plus haut.

Le strophulus, par ses éléments papuleux plus larges, sans aucun groupement, extrêmement diffus, à poussées nocturnes, a moins de chances d'être confondu avec l'eczéma que nous étudions.

Il y a du reste une grande analogie au point de vue de l'étiologie et de l'évolution entre l'eczéma arthritique et les prurigos décrits par M. Besnier sous le nom de « *prurigos diathésiques* ». On ne peut les rattacher comme les premiers à une auto-intoxication évidente, mais on constate chez ces malades une nutrition retardante. Ils sont eux aussi des arthritiques, des nerveux comme ceux que nous étudions, ils sont sous le coup de l'emphysème, de l'asthme, si leur affection cutanée disparaît; comme nos petits malades ils sont justiciables d'un traitement général. L'affinité est grande entre ces deux classes de dermatoses et la limite en est souvent difficile à déterminer tant il leur est possible de se combiner et d'égarer ainsi le clinicien. Il s'agit très probablement de mêmes sujets dont la peau réagit dans des sens différents : pruriginose dans un cas, eczématisation dans l'autre. Quelquefois les deux.

D.— Nous ne pouvons quitter le chapitre du diagnostic sans dire un mot des « *eczémas compliqués* », nous voulons surtout parler de la Lichénification, à laquelle aboutit fréquemment l'eczéma arthritique dont la tendance à la chronicité est la règle.

M. Brocq, a donné des caractères qui ne permettent pas de confondre *l'eczéma lichénifié* avec les lichénifications primitives. Son lichen circonscrit comprend dans les cas complets 3 zones, une de pigmentation, une de papules isolées, une de papules confluentes, séparées par des plis dessinant un quadrillage plus ou moins régulier. La surface est sèche, souvent on trouve des lésions de grattage qui n'appartiennent pas à l'eczéma. (Caractère pathognomonique pour le Dr Tenneson).

Cette association est rare au contraire dans les formes liées à un vice dans l'alimentation où la réglementation entraîne rapidement la cessation de la maladie et où *l'impétiginisation* se rencontre assez fréquemment. Lésion qu'il ne faudrait pas non plus confondre avec l'impétigo contagiosa. L'impétigo a en effet une marche aiguë et est formé par des pustules auxquelles succèdent des croûtes jaunes épaissies disposées en îlots, donnant lieu à des auto-inoculations. Le travail magistral de M. le Dr Sabouraud est le mémoire le plus documenté paru sur la question et nous conseillons vivement au lecteur de s'y reporter.

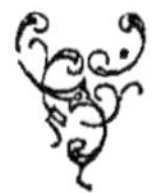

PATHOGÉNIE

L'insuffisance de nos connaissances techniques, les diffcultés matérielles inhérentes à toute biopsie expliquent suffisamment l'absence d'une description anatomo-pathologique. Nous pensons d'ailleurs que les recherches faites chez l'adulte peuvent s'appliquer à l'eczéma infantile. Notre but est de faire de la clinique, ce qui nous permettra de passer outre avec plus de facilité.

Il en est tout autrement de la pathogénie où nous apporterons quelques documents précieux empruntés à l'ouvrage de Gigot Suard et aux travaux de Quinquaud et Garrod d'une part, de l'autre au mémoire du Prof. Tommasoli de Palerme qui nous paraît avoir donné la formule chimique exacte de la maladie. Malheureusement nous ne pouvons personnellement relater aucun fait nouveau. Les rares analyses d'urine que nous avons pu nous procurer (il ne faut pas oublier que nos malades se recrutent dans la clientèle de ville), nous revèlent un excès d'acide urique et d'urates. Ce qui confirme bien les recherches précédentes et en particulier les renseignements que nous trouvons dans l'article de notre Maître le Dr J. Comby sur l'uricémie où toute observation est complétée par une analyse. Il y a grand profit pour nous à tirer de

la lecture de ces quelques cas qui apportent un nouvel
appoint à l'insuffisance de notre travail puisque, de l'identité de la cause morbide primordiale nous pouvons conclure à l'identité de l'agent pathogène. Nous avouons que
es analyses du sérum sanguin nous eussent été surtout
nécessaires pour affirmer notre théorie, mais qui oserait
demander à un clinicien, de soumettre ses malades à de
tels ennuis et surtout quelle famille accepterait une telle
proposition ?

Gigot Suard, pour se rendre compte de l'importance de
l'uricémie (mot créé par lui sans qu'il en put présumer
toute la fortune) dans la genèse de nombre d'états pathologiques, rangés par ses prédécesseurs dans la diathèse
herpétique mais auxquels manquait un lien scientifique ;
Gigot Suart, disons-nous, administre à des chiens l'acide
urique qu'il croit pouvoir incriminer et arrive à des résultats qui méritent d'attirer l'attention des observateurs.
Il y a sans doute beaucoup à retrancher aujourd'hui de
ses discussions philosophiques, ou de ses descriptions
anatomiques, hypothèses qui ne répondent plus aux idées
précises que nous avons pu leur substituer mais nous
avons, croyons-nous, un grand bénéfice à retirer de ses
études expérimentales.

Les organes et les tissus sur lesquels l'acide urique
exerce son action sont nous dit-il, par ordre de fréquence;
« la peau, les muqueuses et leurs glandes, les poumons,
le rein, le foie, le cerveau et les articulations etc... »
Le premier paragraphe seul nous intéresse. Or voici que
nous trouvons chez ces chiens qui absorbent jusqu'à 1
gramme d'acide urique par jour des lésions qui rappel-

lent énormément les dermatoses que nous sommes habitués à attribuer à l'arthritisme. Dès les premiers jours on les voit se gratter presque continuellement, ils sont en proie à des démangeaisons atroces. La chienne de la 7ᶜ Expérience se traîne sur le ventre et se frotte contre les objets qu'elle rencontre. Les enfants dont nous rapportons l'histoire n'étaient-ils pas eux aussi « dévorés » (disent les parents) par un prurit intense exigeant une surveillance de chaque instant, prurit auquel on ne peut remédier que par l'emprisonnement des mains.

Quelques animaux présentent bien des « boutons », des « excoriations » l'auteur va même jusqu'à prononcer le mot des « Eruptions eczémateuses » mais ce qu'il nous faut surtout retenir, le caractère dominant des dermatoses ainsi produites est la sécheresse. Les parties dénudées se recouvrent de squames ayant la forme de «pellicules furfuracées » (Exp. II et IV). Et ne sont-ce pas précisement des descriptions qui concordent avec les formes objectives que nous avons étudiées ?

Que dit d'autre part l'analyse du sérum sanguin, la seule qui en réalité nous intéresse, car c'est bien plus la rétention des principes toxiques dans l'organisme que leur élimination par les urines qui doit nous conduire à un criterium pathogénique, le second phénomène n'étant que la succession et le résultat du premier, la manifestation d'un processus curatif. Nous laissons la parole a l'expérimentateur : «Plusieurs fois l'alcalinité du serum sanguin a diminué au point que ce dernier paraissait presque neutre. Le microscope et l'analyse chimique y révèlent la présence de cristaux d'urate de soude, de cholestérine,

et de quelques cristaux d'acide urique et d'acide oxalique ». Etablissant plus loin un parallèle entre la maladie
naturelle et la maladie expérimentale, il cherche quel
peut être le mode d'action de l'acide urique. Pour lui
« il agit comme subirritant congestif et comme irritant
proliférateur » mots qui pour nous n'ont plus la valeur
que leur attribuait Gigot Suard mais dont l'idée est néanmoins à retenir. Il ajoute : « Les dermatoses proliférantes que j'ai observées sont principalement des affections
squameuses. Quant aux affections à produits liquides ou
demi-liquides, concrescibles ou non, elles ont été beaucoup plus rares que les affections à produits solides
(squames) ; en somme, les dermatoses produites dans
l'uricémie expérimentale avaient la plus grande analogie
avec les affections décrites par les dermatotologistes. J'ai
omis de m'assurer dans mes expériences si les produits
pathologiques de la peau contenaient de l'acide urique,
mais j'ai eu l'occasion de constater ce fait, je l'ai déjà
dit, dans quelques dermatoses spontanées, ce qu'avaient
confirmé Golding Bird, Gintrac et Garrod ».

La conclusion de tout ceci, Gigot Suard n'hésite
pas à la formuler en termes précis, comme nous l'avons
dit nous-même par ailleurs : « Ma pratique m'autorise a
affirmer que l'acide urique produit *spontanément* chez l'homme des affections cutanées congestives et proliférantes ».

M. Gauthier en 1895 arrivait à des conclusions analogues. Tout récemment le professeur Tommasoli mettait
la question au point dans un mémoire publié dans
les *Annales de Dermatologie*.

Leven au congrès de Leipzig avait mis en doute l'action de l'acide urique, parce qu'à l'exemple de Colombini, il avait observé chez les eczémateux, de l'hypotoxicité urinaire, recherche confirmée en France par les travaux du professeur Bouchard. Le Dr de Palerme a fait ressortir au contraire combien cette diminution momentanée de l'acide urique, coïncidant avec une poussée eczémateuse, était en faveur de la théorie de Gigot-Suard « la diminution d'excrétion ne prouvant pas la diminution de production, mais tout simplement son accumulation dans le sang » ce qu'il fallait démontrer.

Il a d'autre part précisé les notions chimiques que nous possédons maintenant sur l'acide urique et dont nous trouvons un long exposé dans l'article de M. Legendre. Le professeur Tommasoli rappelle, que l'acide urique n'est pas un terme de transition dans la transformation des diverses albuminoïdes en urée, mais un *produit terminal spécifique* des composés abbuminoïdes contenus dans les organes cellulaires, c'est-à-dire, *des nucléines*. L'on admet, dit-il, qu'il résulte d'une oxydation directe de ces groupes atomiques déjà préformés qu'on peut obtenir dans la décomposition des acides nucléiniques sous la forme de soi-disant « bases alloxuriques. » C'est un produit de la destruction de l'albumine du corps, de la destruction des tissus qui contiennent des nucléines, laquelle est elle-même sous la dépendance d'une alimentation riche en nucléine, des excès de nourriture et de boisson ». Conditions que nous avons vues réalisées dans les classes où se rencontre l'arthritisme ; et en effet on retrouve l'acide urique dans le sang chez les obèses, les asthmatiques, les graveleux.., « qui dit arthritisme dit uricémie ».

Certes le Prof^r Tommasoli concède bien que l'acide urique n'est pas le seul facteur de l'eczéma, il prépare le terrain, sans lui rien ne serait arrivé. « L'acide urique fait l'eczéma, les autres causes en font les variétés » Mais à l'exemple de Gigot Suard il admet toujours qu'il peut se suffire à lui seul.

Nous avons donc ainsi substitué à un terme vague un agent pathogène précis, *l'acide urique*, nous connaissons la cause et l'effet, mais notre édification n'est pas encore faite sur la nature intime des phénomènes, nous retombons ici dans le domaine des hypothèses, qu'on peut réduire à trois.

L'acide urique en circulation dans le sang pourra agir de diverses manières.

I. Soit qu'il agisse directement sur la circulation, comme le voulait Cazalis, comme l'admettait Tilbury Fox, en déterminant des congestions locales, accompagnées de prurit, grattage et aboutissant à l'eczéma.

II. Soit que les altérations humorales déterminent des adultérations matérielles ou fonctionnelles des centres nerveux, agissant à leur tour indirectement sur un territoire sanguin. Théorie nerveuse de l'eczéma (Hebra). (Véritable angionévrose).

III. Soit qu'enfin les unes et les autres se réduisent à modifier le sol cutané, pour y permettre l'évolution des parasites spécifiques ou non, et alors nous arrivons à la théorie microbienne.

On s'expliquera facilement le prurit qui accompagne l'eczéma arthritique et dont nous en avons fait un caractère distinctif si on lui compare d'autres dermatoses de

même origine auto-toxique, rangées sous le terme générique de Prurigos, que nous savons dus à l'é.imination de
toxines au niveau de la peau. Malheureusement nous sommes obligés de nous contenter encore d'hypothèses et nous
croyons avec la majorité des auteurs qu'il s'agit d'une
névrose des nerfs sensitifs due à l'excitation des filets
nerveux terminaux par les produits toxiques.

Ainsi se trouve établi, croyons-nous, autant du moins
que nous le permet l'état actuel de la science, un point de
pathogénie qui commence à prendre droit de cité parmi la
majorité des médecins Français.

TRAITEMENT

La notion de la cause, nous étant connue, nous permet d'arriver à la véritable thérapeutique, celle qui consist à attaquer l'élément pathogène : c'est ici la diathèse arthritique, nous diviserons ce chapitre en trois paragraphes : 1° Prophylaxie, 2° Traitement général, 3° Traitement local.

I. Le premier devoir du médecin appelé à donner ses soins à un enfant qui a eu le fâcheux privilège d'antécédents héréditaires nettement arthritiques, sera d'éviter chez lui l'éclosion d'accidents contre lesquels il risquerait de rester impuissant. A ce titre la prophylaxie intervient au premier chef. On évitera de favoriser sur ce terrain morbide les causes adjuvantes capables de déterminer la dermatose. A cet effet l'enfant sera élevé de préférence au sein, les têtées ne seront ni trop longues ni trop fréquentes, la nourrice s'abstiendra d'alcool, de boissons fermentées, de mets épicés, d'une alimentation trop azotée. Le lait ne sera pas trop vieux et la nourrice devra présenter toutes les garanties de santé désirables.

A ce prix, et seulement à ce prix, en entourant l'enfant de toutes les précautions hygiéniques possibles, peut-être évitera-t-on l'apparition de cette dermatose rebelle.

— La maladie est au contraire en pleine évolution, quelle sera la conduite du médecin? La prophylaxie ne suffit plus il faut intervenir par un *traitement général* et un traitement local.

II. Quelles sont les conditions à remplir ?

1° Faire que l'arthritique produise et absorbe le moins possible de poisons organiques et dès lors veiller sur la quantité et la qualité des aliments, précipiter les actes nutritifs.

2° Faire que ces déchets, ces poisons ne restent pas et ne s'accumulent pas en lui, faciliter leur élimination en agissant sur les différents émonctoires.

3° Modifier le terrain arthritique, par l'action des circumfusa, des exercices de gymnastique, de massage, d'hydrothérapie. Le traitement préconisé par notre maître le D\u207f Comby répond amplement à ces indications.

Si l'enfant *est encore au sein* on évitera la suralimentation comme il a été dit à propos de la prophylaxie.

S'il est sevré au contraire, on lui interdira comme on le faisait à sa nourrice un *régime* trop azoté. « La viande doit être tardivement et parcimonieusement concédée aux uricémiques héréditaires. Repas réguliers, à heure fixe et en petit nombre ». On ne se hâtera pas de donner la viande aux jeunes enfants surtout la viande rouge saignante, on commencera par les viandes blanches (sauf le veau), telles que le poulet, pigeon, ris de veau et à un seul repas. Il faudra supprimer le vin, les liquides alcooliques, le café, le thé, et les remplacer par l'eau et le lait. Comme les arthritiques ont de la tendance à la constipation il faudra veiller à la régularité des selles et nul n'ignore à ce sujet l'importance du régime des légumes verts et des fruits cuits, pruneaux, pommes et poires en marmelade, la banane. Le pain qui fournit beaucoup d'acide lactique sera diminué autant que possible ; on pourrait avantageusement lui substituer le pain de Graham.

Comme ces malades ont une nutrition retardée, il est indiqué de réveiller la torpeur de l'organisme par une *hygiène appropriée*. Dans ce but nous voyons souvent le Dr J. Comby préconiser l'emploi de l'hydrothérapie sous forme de drap mouillé ou d'ablution froide.

Il est bon également d'exciter le fonctionnement de la peau par le massage, le gant de crin, et mieux encore les frictions avec l'alcool, le baume de Fioravanti, ou le liniment de Rosen.

La vie au grand air, les exercices physiques en activant les combustions organiques et en rendant plus complètes les oxydations seront d'un grand secours. Rien ne saurait au contraire être plus nuisible à ces enfants que la vie sédentaire et le surmenage cérébral (H. Cazalis a remarqué en effet que les déchets organiques augmentent après un travail intellectuel intense) ; nous renvoyons à ce sujet au travail du Professeur Tommasoli.

Pouvons-nous d'autre part intervenir directement sur la diathèse, instituer une thérapeutique capable de diminuer l'acidité du milieu. ?

Les alcalins sont nettement indiqués, mais ils le sont indifféremment. La chaux doit être écartée parce qu'elle tend à former dans le sang avec les acides de combustion des sels peu solubles, qui pourraient par précipitation engendrer des calculs.

La soude et la potasse, sous forme de bicarbonate de soude et de potasse, acétate de potasse, ou encore la magnésie calcinée et le benzoate de Lithine devront être administrés de préférence à doses modérées et par intermittences, dix jours par mois par exemple. Le D⟨r⟩ J. Comby leur associe habituellement la noix vomique à raison de un centigramme de poudre par année d'âge dans le but de combattre l'atonie gastro-intestinale. Voici la formule que nous lui entendons le plus souvent prescrire

Bicarbonate de soude. . ⎱ ââ 20 centigrammes.
Magnésie calcinée. . . ⎰

Poudre de noix vomique,. — un centigramme.

   pour un paquet à prendre avant le repas dans une cuillerée d'eau sucrée.

On ne saurait trop s'élever contre l'emploi des fameux « dépuratifs » employés par la famille d'une façon banale et dont l'usage ne repose sur aucune donnée scientifique.

Il est bien évident que la cure hydro-minérale quand elle sera possible doit être choisie de préférence parce qu'elle agit plus lentement, encore est-il qu'elle ne s'applique qu'aux enfants déjà grands. Nous lui avons consacré un chapitre spécial.

Vals, Vichy, Royat, Saint-Nectaire, sont des stations qui conviennent aux arthritiques. Saint-Gervais aux nerveux excités. Contrexeville, Vittel et Evian aux obèses et aux graveleux.

Bussang, Orezza s'adressent particulièrement aux arthritiques affaiblis.

Les eaux de La Bourboule, Uriage et Luchon sont celles qui paraissent avoir la plus heureuse influence sur les dermatoses d'origine arthritique.

III. Reste la question du traitement local. Et d'abord *faut-il traiter l'examen arthritique ?* Les tristes exemples de mé tastases que nous a révélés le Dr Gaucher sont bien faits pour dérouter le praticien. Cependant on peut dire que le traitement lent tel que nous le conseillons, qui permet à la matière toxique de se créer une voie d'élimination vers d'autres organes peut toujours être tenté. Pour cela il faut traiter « par morceaux » la dermite eczémateuse et instituer en même temps une médication interne antiseptique et un régime doux. Nous voyons presque toujours l'application des pommades à l'oxyde de zinc (1) auxquelles on peut associer en petites proportions le menthol ou l'acide salicylique donner de bons résultats et nous en conseillons l'emploi. Si la peau de l'enfant s'accommode mal de la vaseline, ce qui arrive quelquefois on pourra lui substituer l'axonge benzoïnée qui est souvent mieux supportée.

1. Selon les formules suivantes :

1° Axonge benzoïnée. . . . ⎫ ââ 20 gr.
Vaseline. . . . . . . ⎭
Acide borique   2

Oxyde de zinc   2

Poudrer largement avec le mélange suivant :

Poudre de talc. . . . . ⎛ ââ 20 gr.
Poudre d'Amidon . . . ⎞
Lycopode . . . . . . ⎟
Acide salicylique. . . . ⎝   1 gr.

Ou encore : onctions 3 fois par jour avec la pommade suivante

2° Axonge benzoïnée . . . ⎰ ââ 20 gr.
Lanoline. . . . . . . ⎱

Sous-nitrate de Bismuth .   5 gr.

Acide salicylique . . .   0 gr. 50.

Menthol. . . . . . .   0 gr. 25.

« Le traitement local sera heureusement complété par l'occlusion, le repos et la bonne position des parties malades (éviter la déclivité), dit le Dr Comby ».

Nous proscrivons complètement les pansements humides ainsi que les topiques préconisés chez l'adulte. Ici le traitement local est plutôt un adjuvant thérapeutique et doit passer au second plan. Tous les efforts du clinicien doivent se concentrer sur la diathèse.

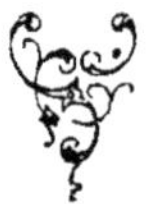

TRAITEMENT HYDRO-MINÉRAL

Nous laissons la parole à M. le Docteur Chatard de La
Bourboule qui a bien voulu nous prêter le précieux
concours de son expérience, dans la question si délicate
du traitement hydrominéral. Nous lui renouvelons ici tous
nos remerciements pour l'accueil si sympathique qu'il nous
a réservé et les documents précieux qu'il apporte à la
conclusion thérapeutique de ce travail, trop modeste,
nous l'avouns, pour un tel épilogue.

Il faut avouer que la thérapeutique reste souvent
impuissante. Combien de fois le médecin reste-t-il enfin
désarmé devant la ténacité désespérante de cette affection, après avoir épuisé tout le formulaire pharmaceutique, et malgré les régimes hygiéniques les plus sévére-
ment conduits.

C'est alors, nous semble-t-il, qu'il faut avoir recours à
la thérapeutique hydrominérale. Celle-ci, en effet, reste
le traitement de choix et pour de multiples raisons.

« C'est notamment, c'est spécifiquement aux affections
« *génériques* de la peau que s'adresse, comme agent thé-
« rapeutique éprouvé, le bain d'eau minérale. Son rôle,
« dans ces cas, ne saurait être réduit à une simple action
« topique. En dehors de l'absorption, réelle puisqu'il y a
« là lésion de la peau, les bains minéraux constituent une
« thérapeutique essentiellement pathogénique : c'est-à
« dire qu'ils modifient les conditions générales de l'orga-
« nisme, innées ou acquises, qui président à la genèse et

« assurent la persistance, caractère essentiel et si déses-
« pérant de ces dermopathies.

(Besnier et Doyon, traduction de Kaposi).

Le traitement thermal remplit à lui seul toutes les indications : il s'adresse à la lésion par son action locale, à
la maladie par son action sur la nutrition, au malade,
c'est-à-dire, au terrain pour cette même raison et encore
grâce aux modifications qu'apportent les conditions hygiéniques nouvelles de climat, d'altitude et de régime.

I. — *Sur la lésion* ; l'eau, (bains, douches, pulvérisa-
tions etc.) agit d'abord par son action topique, amenan
le ramollissement, la macération de l'épiderme et la disparition des produits anormaux de sécrétion qui se
trouvent à sa surface, squames, croûtes etc. 2° Joignez
à cela les phénomènes d'irritation dus au contact pro-
longé des lésions cutanées avec les substances minérales
en dissolution dans l'eau. 3° la stimulation énergique de
tout le système nerveux cutané dû à l'état électrique des
eaux minérales prises à l'état naissant. 4° L'action des
principes minéraux absorbés dans l'eau en boisson et dont
l'emmagasinement et l'élimination se font par la peau.
Nous citerons par exemple à ce propos les expériences
si intéressantes de MM. Frenkel, Bernard, Pécourt et
Végrières (1900) faites sur des moutons et qui leur permettent de se demander :

« Si l'emmagasinement presque électif de l'arsenic
« dans la peau et la laine, probablement dans l'épi-
« derme et les produits épidermiques, n'est pas, en partie
« au moins, l'explication des résultats que donne le trai-

« tement de La Bourboule dans la cure des dermatoses ».

5° Enfin l'influence que peut avoir sur la surface cutanée l'air des altitudes élevées,la différence de la pression
atmosphérique, les radiations lumineuses plus intenses
etc. Voilà pour l'action locale, sur la lésion.

II. — *Sur la maladie,*le traitement hydrominéral agira
par son action sur la nutrition. Nous rappellerons simplement à ce propos le travail si intéressant de MM. Heultz
et Cathelineau (1895) et les expériences de M. Bernard.

« La peau doit être considérée comme une vaste sur-
« face nerveuse sur laquelle les solutions salines viennent
« stimuler d'une manière variable les extrémités des
« nerfs périphériques et par voie centripète les centres
« nerveux régulateurs de la nutrition élémentaire. Dans
« les résultats des bains hydrominéraux on doit voir
« une action exercée indirectement sur la nutrition par
« le moyen d'une influence frappant directement le sys-
« tème nerveux (page 27, *loc cit.*)

On doit voir là, nous semble-t-il, l'intervention de cet
état électrique dont nous avons déjà parlé. Cet état en
effet n'est plus actuellement une simple hypothèse, et si
cette question n'est pas encore élucidée complètement,
elle a été éclairée d'un jour tout nouveau par les travaux
si remarquables du Dr Von Thann sur la cryoscopie des
eaux minérales, de Kœppe sur la pression osmotique :
enfin par l'application de l'électro-chimie et de la théorie
des ions à l'étude de ces solutions naturelles.

Quoiqu'il en soit, d'après les conclusions du travail

déjà cité sur certaines eaux minérales. (La Bourboule, St.-Nectaire), les résultats produits par les bains sont les suivants :

1° Augmentation du volume de l'urine.

2° Augmentation des échanges azotés de l'organisme et du coefficient d'oxydation.

3° Augmentation de l'élimination d'acide urique.

4° Augmentation notable de tous les matériaux inorga niques de l'urine sauf l'acide phosphorique qui ne suit pas la progression des autres sels et dont le rapport avec l'azote est diminué.

Les eaux chlorurées sodiques bicarbonatées, seront administrées dans tous les cas où il y aura ralentisse_ment de la nutrition.

Elles conviennent àux malades chez lesquels il y a lieu d'activer les échanges nutritifs et d'augmenter les oxyda-dations. Les arthritiques en particulier entrent dans ces catégories.

III. — Voilà donc la lésion et la maladie combattues. La thérapeuthique hydro-dominérale agit sur le terrain lui aussi. Et d'abord cette action sur le système nerveux, dont nous parlions au sujet de la nutrition, se répercute sur l'organisme entier. La diathèse combattue, le terrain se modifie et s'améliore, ses forces défensives augmentent d'autant plus. Les différentes fonctions physiologiques s'accomplissent mieux, le jeu des organes s'harmonise de plus en plus, aidé d'autre part, par les nouvelles conditions hygiéniques, de la vie du petit malade en la ville d'eau.

« Les conditions amosphériques, l'exercice, et la distrac-

« tion, disait Durand-Fardel, tels sont les trois éléments
« pris dans le sens hygiénique, que les malades ont à
« rencontrer aux eaux minérales ».

Le climat, l'altitude, la température doivent être pris
en considération. Le simple séjour aux eaux minérales
entraîne pour beaucoup un exercice considérable. Les
nécessités du traitement, le lever matinal, constituent déjà une dérogation importante aux habitudes de la vie. Un
des avantages des eaux situées dans les montagnes, c'est
de solliciter par la beauté des sites, par le charme et
l'imprévu de promenades, des habitudes d'une haute portée sous le rapport hygiénique et thérapeutique. Ajoutons enfin une dernière considération. Dans certains cas
tenaces, où la pharmacopée d'une part, la balnéothérapie
de l'autre, prises isolément subissent un échec, souvent
l'association des deux méthodes arrivera à un résultat. Il
est bien explicable, en effet, que chez un petit malade
soumis à l'influence du traitement hydrominéral, la thérapeutique pharmaceutique, sans action jusque-là, puisse
obtenir un succès: étant données les modifications appor-
tées dans l'état général et même local du petit baigneur.

Voilà en resumé les raisons sérieuses qui nous enga-
gent à préconiser le traitement hydrominéral. Elles nous
semblent suffisantes pour en démontrer l'indication réelle
dans l'affection que nous étudions dans ce travail et pour
déterminer le médecin à diriger ses petits eczémateux héréditaires sur les stations remplissant le mieux toutes ces
conditions, et pour le choix desquelles nous renvoyons
aux traités plus spéciaux.

CONCLUSIONS

1° Nous sommes partisans de l'origine interne des eczémas.

Nous adoptons la définition de M. Brocq: L'eczéma est une dermatose inflammatoire objectivement caractérisée par la rougeur et la vésiculation, souvent mais pas toujours par un écoulement de sérosité, puis par des croutelles et de la desquamation.

2° Nous nous rattachons aux théories de M. le professeur Bouchard sur l'arthritisme. C'est une « Bradytrophie » caractérisée par la présence dans les excréta de produits incomplètement élaborés dont les plus importants sont les acides organiques et surtout l'acide urique (Théorie de l'uricémie).

3° Cette diathèse est en rapport intime avec l'eczéma pour lequel elle est un terrain morbide prédisposé.

4° Les eczémas de la première enfance sont surtout des eczémas d'origine alimentaire évoluant à la faveur de la diathèse héréditaire, et pouvant être répartis dans les deux variétés décrites par le Dr Marfan.

Mais à côté, il y a place pour une classe spéciale d'eczémas, ceux que nous étudions, inexplicables sans la recherche des antécédents héréditaires. Ils sont une des premières manifestations de l'arthritisme chez l'enfant.

5° L'eczéma arthritique se rencontre également dans a seconde enfance où il revêt les caractères de cette der- matose chez l'adulte.

6° Le diagnostic de cette variété d'eczéma a pour bases :

α. — La recherche des antécédents, l'association d'au- tres phénomènes morbides récemment synthétisés sous le terme générique de l' « Uricémie » chez les enfants.

β. — Sa symptomatologie que sa complexité ne permet pas de regarder comme spécifique de l'arthritisme, mar- que cependant une affinité pour certaines formes objec- tives. C'est un eczéma, se présentant plutôt sous la *forme sèche, non croûteux, très prurigineux, évoluant par poussées successives, rebelle au traitement, alternant le plus souvent avec d'autres manifestations arthritiques associées.*

Nous lui avons reconnu trois variétés objectives, par analogie avec celles décrites chez l'adulte.

Une forme vulgaire, vésiculeuse, rare.

Une forme craquelée, fendillée, plus fréquente.

Une forme sèche, (séborrhéique, pityriasiforme.

Quelquefois une forme mummulaire (seconde enfance).

γ) L'analyse des urines (densité élevée, acide urique urates en excès), et s'il était possible l'analyse du sérum sanguin confirmeraient le diagnostic.

7° La pathogénie est encore obscure. Il nous paraît produit par l'élimination au niveau de la peau des prin- cipes toxiques qui caractérisent les maladies par ralentis- sement de la nutrition, *acide urique* pour les uns, *déri- vés alloxuriques* pour les autres. (Prof. Tommasoli).

8° Le traitement doit s'adresser à la diathèse. Il consistera :

a. — En un régime approprié. Régime végétarien, peu azoté.

b. — En une hygiène rigoureuse dont le but sera d'activer la nutrition (séjour au grand air, massage, exercice.

c. — La thérapeutique cherchera à diminuer l'acidité des « humeurs » et à restituer au sérum sanguin son alcalinité.

Le bicarbonate de soude et les autres alcalins seront donnés à doses moderées et intermittentes.

d. — Le trai'ement hydro-minéral nous paraît être le traitement de choix.

e. — Le traitement local, doit être appliqué avec réserve à cause des métastases possibles.

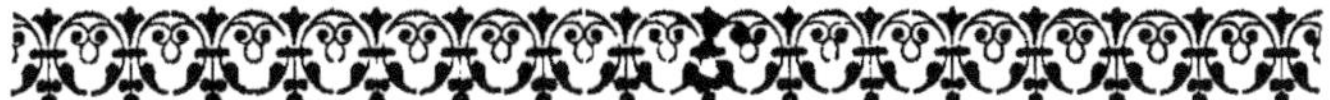

Notre tâche est achevée. Nous serions heureux d'avoir
pu apporter notre pierre à un édifice dont la construction
est si complexe et si difficile. Nous avons mis dans ce
travail toute notre sincérité et tout notre zèle, pénétrés
que nous sommes de la justice de la cause que nous
défendons.

Nous ne nous illusionnons toutefois pas sur l'insuffi
sance de nos recherches, et nous réclamons même l'indul-
gence pour les quelques erreurs que nous aurions pu com-
mettre.

Notre meilleure récompense serait de voir nos successeurs reprendre cette question et la mener à bien en lu
consacrant une part de leurs études et de leurs réflexions

APPENDICE

Observations.

OBSERVATION I

(due à l'obligeance de M. le Dr J. Comby).
Eczéma arthritique. 14 janvier 1901.

Vu avec le Dr Bonnemaison (de Saint-Germain-en-Laye
une fillette de 14 mois atteinte d'eczéma de la face et des
membres supérieurs. Cet eczéma est sec, fendillé, sans croûtes, peu suintant. Il existe depuis l'âge de 6 mois, quoique
l'enfant nourrie par sa mère soit belle et forte. Cet eczéma
très tenace, exaspéré l'été, atténué l'hiver, semble ces jours-
ci déterminer une répercussion viscérale. En effet tandis
qu'il s'atténuait l'enfant a présenté des accidents pseudo-
méningitiques ; vomissements, somnolence cris et plaintes,
hypothermie (36°5 dans (le Rectum).

Antécédents héréditaires.— Père très gros, obèse, ayant en
lui-même de l'eczéma grand-père diabétique et eczémateux
Mère eczémateuse, père de la mère diabétique.

Quatre autres filles, très grosses, fortes, tenlance à l'obésité deux ont de l'eczéma, une de 8 ans que j'ai vue a de
l'eczéma des plis, des coudes, et des jarrets. Elle est obèse.

L'arthritisme s'accuse donc en traits indéniables dans la
double lignée paternelle et maternelle, et il est impossible de
trouver à l'eczéma chronique dont plusieurs membres de la
famille sont atteints une autre cause que l'arthritisme.

OBSERVATION II

(due à l'obligeance de M. le D J. Comby).
Ezcéma arthritique. Janvier 1901.

Antécédents héréditaires. — Mère eczémateuse, craque-
me ntsarticulaires. Père obèse arthritique.

Antécédents personnels. —Fillette de 18 mois élevée au
sein jusqu'à 12 mois, a marché à cet âge. 11 dents, superbe.
Constipée. Depuis 6 mois l'enfant a de l'eczéma au pli des
aisselles et des coudes. (Eczéma suintant.) Autour de la vulve
et de l'anus eczéma rouge sec, purigineux (l'enfant souffre
de demangeaisons atroces, surtout la nuit. L'enfant est très
bien réglée comme régime. Prend 4 repas par jour, eau bouillie, potages, purées. Pas de vin ni viande.

Je conseille un pansement relativement sec, des antisepti-
ques intestinaux, des laxatifs, le changement d'air.

OBSERVATION III

(Due à l'obligeance de M. le Dr J. Comby).
Eczéma arthritique. Décembre 1900.

Il s'agit d'un garçon de 7 ans qui a, de temps à autre, des
accès d'asthme typique. Nourri au sein par sa mère jusqu'à
3 ans, a eu dès sa naissance de l'eczéma de la face, du front,
des épaules. Cet eczéma rebelle a récidivé jusqu'à l'âge de
8 mois.

A ce moment l'eczéma est remplacé par un accès d'asthme
formidable. Tous les 5 à 6 mois l'enfant est ainsi pris d'accès
d'asthme plus ou moins intenses.

L'enfant est nerveux, intelligent, irritable, excité.

Antécédents héréditaires. — Père nerveux, arthritique.
Parmi les grands-parents on trouve un goutteux, un graveleux
un diabétique.

Du côté de la mère neuro-arthritisme.

OBSERVATION IV

(Due à l'obligeance de M. le Dr J. Comby).
Eczéma séborrhéique, 9 janvier 1901.

Garçon de six mois très beau, pesant plus de 14 livres, nourri au sein par sa mère, bien réglé, selles régulières, pas de constipation, vacciné il y a 3 mois, sans poussée eczémateuse consécutive.

L'eczéma chez cet enfant revêt la forme pityriasique le séborrhéique, localisation principale au cuir chevelu, membres inférieurs indemnes.

OBSERVATION V

(due à l'obligeance de M. le Dr J. Comby).
Arthritisme. Eczéma des nourrissons. Décembre 1900.

Antécédents héréditaires. — Père arthritique.
Mère forte.
Grand'mère eczémateuse, asthme.
Antécédents personnels. — Enfant de deux ans superbe gros et gras ; nourri au sein par une excellente nourrice. A eu de l'eczéma à partir de 4 mois pendant un an, bien que les têtées soient très bien réglées.

L'eczéma a disparu spontanément après une année de durée il siégeait à la face. L'enfant est aujourd'hui très fort, la peau est uniformément nette partout.

OBSERVATION VI

(due à l'obligeance de M. le Dr J. Comby).
Eczéma arthritique des nourrissons. Novembre et décembre 1900

B..., âgé de 18 mois le 3 décembre, vient d'être sevré, nourri au sein par une excellence nourrice, enfant très fort, gros, marchant, ayant 12 dents, n'ayant eu aucun trouble digestif sauf de la constipation qui reste opiniâtre et nécessite l'emploi des lavements laxatifs etc...

Déjà, en Suisse, à la fin d'août, dans des conditions hygiéniques excellentes, à Ballaigues (880 mètres d'altitude) l'enfant a eu une première poussée d'eczéma traitée avec un succès partiel par une pommade a l'ichtyol 1/10, il avait alors 15 mois. L'eczéma n'a pas cessé depuis cette époque. Aujourd'hui il forme un masque gris jaunâtre à la racine du nez et autour des yeux, débordant sur le front et surles joues. Sur la région sternale, aux épaules et aux bras il est très enflammé et présente des croûtes jaunâtres, les croûtes sont surtout notables au bras gauche. Il faut dire que j'ai vacciné l'enfant il y a quinze jours et que la vaccination semble avoir provoqué une exacerbation de l'eczéma.

Les pommades à la vaseline n'ont pas réussi ; au contraire le cold cream l'axonge, la lanoline sont bien supportés. L'enfant s'enrhume facilement et a des accès de toux assez fréquents.

En somme eczéma séborrhéique chez un enfant au sein, vigoureux, très fort, sans qu'on puisse incriminer aucune faute hygiénique ni aucune maladie. —

Antécédents héréditaires. — Mère un peu nerveuse. Grand-père maternel goutteux. Grand'mère migraineuse. Eczéma chez un oncle. Donc plusieurs manifestations de la diathèse neuro-arthritique.

Traitement. — Régime, lacté avec addition de quelques purées. Changement de climat (Hiver à Cannes), combattre la constipation : fruits cuits. Deux fois par jour, un paquet contenant :

Bicabornate de soude . . . .
Rhubarbe . . . . $\Big\}$ ââ 15 centigrammes.
Magnésie calcinée. . . . .

Onctions avec la pommade suivante :

Axonge benzoïnée. . . . . $\Big\}$ ââ 20 grammes.
Lanoline. . . . .

Sous-nitrate de bismuth . . $\Big\}$ ââ 4 gr
Oxyde de zinc . . . . . .

OBSERVATION VII

(Due à l'obligeance de M. le Dr J. Comby.

(Céphalalgie uricémique, et eczéma arthritique, 28 juin 1899).

Antécédents héréditaires. — Père 56 ans, obèse, pesant 105 kilogs, ayant eu des accès de goutte, des coliques néphrétiques de l'urticaire, (dermographisme).

La mère 42 ans, forte et obèse à un moindre degré. Rhumatisante a eu de l'ictère nerveux.

3 autres enfants dont l'un a 4 ans, à la suite d'une frayeur est devenu diabétique et a eu de la glycosurie pendant 5 ans. (Jusqu'à 60 grammes de sucre par litre).

Actuellement cet enfant est très vigoureux, il a 17 ans, ne présente plus de glycosurie et peut être considéré comme guéri de son diabète.

Antécédents personnels. — L'enfant, né à terme, a été nourri au sein par sa mère jusqu'à 13 mois, il n'avait marché qu'à 17 mois et m's sa première dent à 11 mois, ses frères ont été dans les mêmes conditions.

A six mois, entérite. Vers l'âge de six semaines, eczéma des membres supérieurs et de la face. Cet eczéma a persisté jusqu'à l'âge de 4 ans, il était très prurigineux.

Depuis 7, 8 mois, l'enfant est en proie à des crises de céphalalgie revenant irrégulièrement, parfois plusieurs fois par jour. occupant le sommet de la tête, qui empêchent tout travail. C'est d'ailleurs un garçon nerveux, agité, ayant des terreurs nocturnes, turbulent. Il mange peu et boit beaucoup, on lui tolère u npeu de café et même parfois du cognac Il y a quelques mois l'enfant a eu une attaque de rhumatisme, articulaire localisé aux membres inférieurs, accompagnée de fièvre. La maladie a rétrocédé sous l'influence du salicylate de soude.

L'enfant a de la constipation habituelle.

Etat actuel. — Enfant bien développé, joues colorées

embonpoint moyen. Pas de stigmates de rachitisme. L'auscultation du cœur et du poumon reste négative. Rien non plus du côté de l'estomac ni du côté des organes des sens.

L'enfant est porteur d'un eczéma lichenoïde à la face interne des cuisses.

Traitement. — Régime végétarien mitigé.

Bicarbonate de soude et magnésie.

Noix vomique.

Eau d'Evian.

Suppression de vin et de l'alcool. Rationnement des liquides.

Pommade à l'oxyde de zinc et poudrage pour l'eczéma.

OBSERVATION VIII

(Due à l'obligeance de M. le Dr J. Comby).
Eczéma rebelle de la face. Plus tard sable intestinal et urinaire.
Arthritisme héréditaire, 6 mars 1901.

Le 6 mars 1901, je suis appelé à voir un garçon de 6 ans 1/2 très grand pour son âge mais pâle, décoloré ayant depuis huit jours des accès de fièvre.

Antécéaents héréditaires. — Mère nerveuse hystérique et neurasthénique. Père de la mère obèse et goutteux, grand' mère maternelle obèse, père acnéique, rhumatisant, grand père goutteux.

Antécédents personnels. — Enfant nourri au sein par une excellente nourrice jusqu'à 14 mois, bien réglé (7 à 8 tétées en 24 heures. Cependant vers l'âge de deux à trois mois eczéma de la face et de la tête, tenace, rebelle à tout traitement, ayant persisté pendant neuf mois.

Après le sevrage, l'enfant a été peut-être suralimenté sans être sérieusement malade et restait pâle et mou. Enfin il a présenté de l'entérite glaireuse.

Etat actuel. — L'enfant n'a plus d'eczéma et il n'en a jamais eu depuis le sevrage. Mais il a présenté très fréquemment des poussées d'urticaire dont la dernière est toute récente. Depuis queques mois il a, tout en conservant son embompoint, présenté de la pâleur, de la faiblesse, de l'anorexie, des selles mal liées, souvent fétides, muqueuses et glaireuses. Depuis 8 jours, état fébrile avec rémissions matinales et exacerbations vespérales allant jusqu'à 39°,5 et 29°,8.

L'examen des garde robes revèle la présence d'une quantité considérable de sable brun rougeâtre (lithiase intestinale) les urines laissent de leur côté déposer un sable uratique rouge.

La langue est nette, sans enduit. Le ventre non ballonné est douloureux à la pression sur le trajet des colons transverse et descendant. De temps en temps il a à ce niveau des crises douloureuses spontanées. Rien au foie. Rate normale.

Analyse des urines : Densité élevée 1027 à 1030.

> Acide urique en excès. . 0,77
> Urée . . . . 21 grammes.

Nombreux cristaux uratiques.
Ni sucre, ni albumine.

OBSERVATION IX

(Due à l'obligeance de M. le D' Comby).
Eczéma arthritique, 20 octobre 1900.

Garçon de 4 ans nourri au sein par sa mère : a de l'eczéma d'une façon presque constante depuis l'âge de 3 mois. Cet été l'enfant fait un séjour à la campagne pendant lequel l'eczéma disparaît. Le retour à Paris s'accompagne d'une nouvelle poussée, qui rétrocède à nouveau lors de l'apparition d'une bronchite asthmatique.

La bronchite cessant, l'eczéma, rentre en scène.

Cet eczéma débute par la face, les joues et se propage au corps. Il est sec, prurigineux.

Antécédents héréditaires. — Migraine chez la mère, la grand'mère et le grand-père,

Du côté paternel, asthme oésité.

Nous avons recherché vainement une faute alimentaire ncrimii er.

OBSERVATION X

Due à l'obligeance de M. le Dr Chatard de la Bourboule.

Le 24 juin 1901. — Mlle R..., enfant de 22 mois nous es envoyée par un de nos confrères de Paris.

Antécédents héréditaires. — Le père est bien portant.

La mère assez délicate n'a jamais eu de maladies graves C'est une migraineuse.

Mariée jeune, elle a eu un premier enfant âgé actuellement de cinq ans et qui jouit d'une santé parfaite, il a été élevé au sein par une nourrice.

Depuis trois ans elle a eu plusieurs poussées d'eczéma de la face dont la dernière remonte à un mois et des poussées de prurit aux bras et aux membres inférieurs.

Actuellement elle présente une petite plaque d'eczéma lichenoïde au front.

Antécédents personnels. — La fillette âgée de 22 mois est née à terme, pesant 7 livres, elle a été nourrie au sein par une nourrice. Première dent à 7 mois, elle en a 16 actuellement, a marché à 13 mois. A partir du 15e mois on a commencé à donner à l'enfant quelques bouillies au lait. Sevrée complètement à 18 mois, elle ne mange que des plats au lait et des œufs. Aucun écart de régime.

Elle a de la tendance à la constipation habituelle mais on la combat aussitôt par des petits lavements à la glycérine et et des purgatifs légers.

Dès l'âge de 3 mois, elle a soufffert de poussées d'eczéma s'accompagnant d'un prurit si intense qu'il empêche parfois tout sommeil. Cet eczéma résiste depuis près de 8 mois à la réglementation du régime alimentaire le plus sévère et aux applications locales de pommades variées, le médecin voyant régulièrement l'enfant

Actuellement l'enfant est nerveuse et surexcitable.

Pas de traces de rachitisme.

Elle présente au menton, dans le dos et sur les fesses de nombreuses plaques d'eczéma avec lichenification du derme. Le prurit est considérable et trouble le sommeil. Les autres fonctions, semblent ne pas être troublées, sauf la tendance à la constipation.

Nous commençons le traitement le 25 juin.

Boissons en très petite quantité, bains et pommade à la vaseline mentholée.

Au bout de huit jours, amélioration notable et continue, quoique lente. Le prurit diminue d'intensité, les plaques eczémateuses s'effacent peu à peu, un dépôt abondant d'urates se produit dans les urines. Après un mois de traitement, l'enfant a retrouvé son sommeil normal, sa peau a repris sa souplesse, le prurit a complètement disparu. Les selles sont régulières.

L'enfant va passer un mois à la campagne, nous le revoyons à cette époque, la guérison paraît complète. Le 1ᵉʳ septembre elle rentre à Paris.

En janvier nous revoyons notre confrère, l'enfant continue à se bien porter.

OBSERVATION XI

(Personnelle. Service de M. le Docteur J. Comby).

Eczéma arthritique de la face. Fillette de 3 mois. Germaine M...

Antécédents héréditaires. — Obèses dans la famille. La mère cependant n'est pas obèse, c'est une bonne nourrice.

Antécédents personnels. — Fillette de 3 mois 1/2. L'enfant a toutes les apparences de la santé. Très grosse pour son âge. Depuis 15 jours l'enfant a un eczéma croûteux, impétigineux respectant les orifices naturels il atteint son maximum sur le front, et les joues et respecte le reste du corps. Entre les croûtes, dermite résultant du grattage.

L'enfant est constipé.

Traitement. — 1º Régler les tétées de l'enfant et le peser avant et après la tétée.

2º Supprimer les bains.

3º Empêcher le grattage en emprisonnant les mains.

4º Onctions avec pommade à l'oxyde de zinc, suivies de poudrage.

OBSERVATION XII (Personnelle).

(Recueillie en Ville).

Eczéma séborrhéique de la face. 22 février 1901.

Antécédents héréditaires. — Mère nerveuse. Le père est chauve depuis l'âge de 24 ans. Grand père paternel neuro-arthritique. Sa fille tante de l'enfant avait des attaques tous les deux ou trois jours. Il est difficile de préciser d'après les renseignements de la mère, s'il s'agissait d'hystérie ou d'épilepsie, nous opinons plutôt pour cette dernière hypothèse, le mariage ayant été interdit à cette femme.

Antécédents personnels. — Enfant né à terme, dans de bonnes conditions, poids normal, élevé au sein par la mère et très bien réglé.

L'enfant, de belle apparence, ne portant aucun stigmate de rachitisme, 8 dents, n'a jamais été malade.

La mère raconte qu'il y a 3 mois elle a observé pour la première fois une desquamation abondante sur la face de son enfant. A cette époque elle voit un médecin qui lui parle d'arthritisme, et institue un traitement resté sans résultat puisque la maladie a continué à évoluer. Actuellement la peau des joues et du front est couverte de squames sèches. Les cheveux sont rares mais le cuir chevelu est intact. Rien dans les sillons rétro-auriculaires. L'épiderme présente un aspect raquelé et fendillé sans inflammation, le derme est épaissi et induré, l'enfant ne se gratte pas.

L'enfant étant dans des conditions hygiéniques parfaites on ne peut incriminer un défaut dans l'alimentation.

OBSERVATION XIII (personnelle).

Service de M. le Dr J. Comby.

Marcel R..., 6 mois.

Antécédents héréditaires. — Grand'mère maternelle obèse, migraineuse. Mère obèse aussi, mais se portant bien.

Père obèse, asthmatique et emphysémateux.

L'enfant a deux sœurs. L'une de 8 ans jouit d'une santé parfaite. L'autre de 6 ans est d'aspect chétif, dit la mère, (Scarlatine suivie d'otite).

Antécédents personnels. — L'enfant a actuellement six mois, se porte bien : n'a jamais eu de maladie. Pas de stigmates de rachitisme.

Elevé au sein par sa mère, l'enfant tète toutes les deux heures dans la journée, deux ou trois fois la nuit.

Rien à relever dans l'alimentation de la mère sauf un léger excès de boisson. La mère boit du vin coupé de moitié d'eau. La quantité de vin ne dépasse pas toutefois 500 grammes par 24 heures.

Ce qui ne nous paraît pas suffisant pour expliquer l'eczéma de l'enfant.

Etat actuel. — L'enfant présente dans le sillon rétro-auriculaire et sur les joues des placards impétigineux. On retrouve les mêmes lésions disséminées sur tout le corps mais avec prédilection pour les plis humides (aisselles, plis inguinaux, nombril).

L'enfant est porteur d'une hernie inguinale gauche facilement réductible, et ayant peu de tendance à sortir.

Il revient nous voir six mois après (le 2 juillet 1901), son eczéma qui n'a jamais cessé complètement s'est localisé aux deux épaules et à la région sternale. Il est symétrique

OBSERVATION XIV (personnelle).

Service de M. le Dr J. Comby, 11 mai 1901.

Camille G..., 14 ans 1/2.

Antécédents héréditaires. — Mère doreuse, 34 ans, obèse nerveuse, emportée, pleurant facilement. A eu 4 grossesses dont deux fausses couches et un enfant mort à 3 ans de broncho-pneumonie.

Le grand-père paternel alcoolique a été interné dans une maison d'aliénés pendant 15 mois. Il a lui-même eu deux oncles fous et un neveu idiot.

Père 40 ans, bien portant.

Antécédents personnels. — Née à terme, nourrie au sein jusqu'à 9 mois. Première dent à 8 mois. Commence à marcher à 13 mois.

Cet enfant a depuis sa naissance de l'eczéma rebelle qui dure jusqu'à l'âge de 9 ans, par poussées successives, époque à laquelle l'eczéma disparaît pour faire place à de violents accès d'asthme. Elle a de plus, assez souvent, des poussées d'urticaire.

L'enfant ne présente pas de traces de rachitisme mais actuellement une cyphose combinée à une légère scoliose à convexité droite.

Elle entre à l'hôpital pour ses accès d'asthme.

OBSERVATION XV

Empruntée au travail du Dr Taylor. *Medical Journal*, 21 octobre 1899.
The connection between asthma and eczema.

Le patient était un enfant de 9 ans « d'aspect légèrement strumeux ». La mère souffrait d'asthme, mais on ne peut trouver trace de goutte, de rhumatisme ou de troubles nerveux. Cependant le malade a eu lui-même des convulsions. Il n'a eu ni rougeur sur le corps ni coqueluche « *measled nor.*

whopping cough » et on ne trouve pas de végétations adénoï-
des. Les selles sont régulières, l'appétit est bon. A six ans
le malade a eu une sérieuse attaque d'eczéma qui malgré six
mois de traitement ne s'améliora pas. La dermatose commence alors à disparaître graduellement.

L'année dernièıe il a eu une nouvelle attaque si intense
qu'il « en est presque devenu aveugle » dit la mère. Au moment de sa disparition un accès d'asthme survient, alors les
mois suivants les deux affections alternent sans laisser à
l'enfant un moment de tranquillité. Il vient récemment réclamer des soins pour une exacerbation de sa dermatose, qui est
surtout marquée au niveau des plis articulaires, poignets coudes et jambes, la face et le tronc sont intéressés et l'enfant
porte de graves lésions de grattage. Cet état s'améliore sous
l'influence de quelques semaines de traitement, la peau re-
prend son état xérodermique habituel quand, un matin, il se
présente de nouveau avec un accès d'asthme typique.

NOTE (empruntée au même travail).

Le Dr Gée cite également deux cas intéressants d'une nature semblale l'un, une fillette de treize ans a eu dans sa
première enfance un eczéma, remplacé à deux ans par un accès
d'asthme.

Même histoire chez son frère qui est plus jeune.

Antécédents héréditaires. — Goutte et eczéma. Mère (tendance à l'asthme). L'autre, un enfant de 2 ans 1/2, souffre
depuis l'âge de 6 mois d'un eczéma qui à un an cesse et est
remplacé par un accès d'asthme.

OBSERVATION XVI

Empruntée à l'article du Dr Comby. (Traité des maladies de
l'Enfance).

« Petit garçon de 4 ans (lont le grand père maternel est asthmatique), soumis à l'allaitement mixte, toujours grand bu-

veur, dyspeptique. Estomac dilaté, gros foie. Il y a trois mois, à la suite d'une égratignure à la joue gauche, placard d'eczéma, puis deuxième, placard à droite. L'eczéma gagne les tempes, les oreilles, le ventre, la région dorso-lombaire la face antérieure et supérieure des cuisses.

Quel rôle a joué le traumatisme dans cet eczéma. Faut-il ajouter une valeur quelconque à cette égratignure de la joue. Il est bien probable que si l'enfant s'est égratigné, c'est qu'il avait déjà à ce niveau un commencement d'eczéma que ce petit traumatisme a excité et mis en évidence.

OBSERVATION XVII (Personnelle).

Service de M. le D⁣ʳ Comby.
Eczéma arthritique et kératose pilaire.

Robert P..., 11 ans.

Antécédents héréditaires. — Père, 50 aus, peintre en bâti-ment (Saturnin). Ethylique. Très nerveux.

Grand-père paternel obèse.

Mère 44 ans, très grosse, pèse 85 kilogs. Chorée à 10 ans.

Grand-père maternel obèse.

Frère aîné 19 ans, obèse (pèse 70 kilogs).

Antécédents personnels. — Enfant né à terme, a toujours été gros.

Nourri au sein jusqu'à 20 mois par la mère, bonne nourrice, L'enfant a toujours été très bien réglé au point de vue ali-mentaire. Pas de traces de rachitisme.

La mère raconte qu'à l'âge de trois mois elle vit apparaître un placard eczémateux, squameux, très prurigineux au-des-sus du sourcil. L'enfant se gratte énormément, l'eczéma s'étend, devient légèrement suintant, puis croûteux, toute la face est envahie sauf les orifices naturels, le pourtour de la bouche, du nez, des yeux ; aucune faute alimentaire ne l'ex-plique.

L'affection gagne les membres supérieurs (côté de l'exten-sion). Le prurit devient très intense. Des placards humides apparaissent aux plis du coude et dans la région poplitée. La face antérieure des cuisses est spécialement envahie.

Le dermatose passe à l'état chronique, l'enfant en souffre encore à l'âge de deux ans. Les traitements les plus variés sont inefficaces. La mère porte son enfant à l'hôpital Saint-Louis où on lui ordonne un simple poudrage à l'amidon.

La maladie disparaît, mais l'enfant reste avec un état ichtyosique de la peau que nous retrouvons aujourd'hui et pour lequel il vient consulter.

Sur tout le corps, spécialement du côté de l'extension, aux cuisses et aux bras, la peau est rugueuse au toucher, semée de papules très rapprochés et très dures, sèches, offrant l'aspect classique de la kératose pilaire. On observe une desquamation intense au niveau du cuir chevelu et des sourcils, mais sans alopecie.

L'orifice buccal est entouré d'une couronne rosée où l'épiderme s'exfolie rapidement. On retrouve la même lésion sur le pourtours de l'oreille, surtout au niveau du lobule.

L'enfant sans avoir très belle apparence, paraît bien portant, son état général est satisfaisant, son régime et son hygiène ne sont pas défectueux.

Nous avons recherché des kératosiques dans les antécédents sans en trouver. La mère raconte simplement qu'elle a eu de la « gourme à jusqu'à 13 ans.

Le traitement suivant est conseillé par le Dr J. Comby :

1⁰ Bains alcalins.

2⁰ Matin et soir, onctions avec la pommade suivante :

> Glycérolé d'amidon . . . . 60 grammes
> Acide tartrique . . . . . 1 gramme
> Acide salycilique. 0,50

3⁰ Régime végétarien. Hygiène appropriée.

OBSERVATION XVIII

Empruntée à l'article de M. le Dr Jacquet. Eczéma des nourrissons.
Médecine moderne, 1899.

Un enfant très gras manifestement suralimenté mais n'ayant aucun trouble gastro-intestinal nous est amené pour un eczéma de la face, survenu à la suite d'une rapide augmentation de poids. Du côté maternel, la grand'mère était forte, la mère et la tante étaient précocément obèses, migraineuses et très émotives.

Du côté paternel la grand'mère était obèse.

Le rapport soit héréditaire, soit enfin à la fois personnel et héréditaire entre l'obésité et l'eczéma est incontestable mais inconnu dans son essence.

OBSERVATION XIX

Albert X..., 6 ans.

Antécédents héréditaires. — Mère 42 ans. Raconte qu'elle a eu une maladie de foie (nous avons cru d'après les renseignements pouvoir affirmer qu'il s'agissait de lithiase biliaire).

Père 50 ans, mégissier, bien portant.

Antécédents personnels. — Enfant à terme, nourri au sein jusqu'à 18 mois. Première dent à 8 mois.

A 8 mois l'enfant est pris d'un eczéma qui persiste pendant deux ans.

Rougeole à 2 ans 1/2. Bronchite à 4 ans. L'enfant est actuellement à l'hôpital pour une bronchite.

Il est porteur de taches pigmentées révélant les traces de sa dermatose rebelle ancienne.

OBSERVATION XX

Observation XXI de la thèse de Millon. Paris 1893. Eczéma classique
diathésique chez un enfant nourri d'une façon régulière.

15 avril 1893. — Marcel L..., 3 ans.

Père et mère, aucune manifestation cutanée, grands parents inconnus. Un frère de 7 mois absolument indemne.

Depuis l'âge de deux mois cet enfant porte aux joues et aux tempes des placards d'eczéma, à bords arrondis d'un rouge intense, squameux, avec quelques points suintants, mais peu. Quelques plaques sur le dos en des points ou on a disposé des vésicatoires au cours d'une bronchite antérieure et aux jambes. Démangeaisons continuelles. De nombreuses plaques existaient auparavant sur le cuir chevelu, elles ont disparu maintenant,

Cet enfant a été nourri d'une façon très régulière. Allaitement maternel jusqu'à 18 mois, depuis, régime approprié, pas de vin, pas de café, pas de nourriture épicée.

Les digestions ont toujours été bonnes, jamais de diarrhée, pas de constipation. Le ventre n'est pas ballonné, l'estomac n'est pas dilaté, les limites du foie sont normales.

Cet enfant est soigné au dispensaire depuis longtemps, divers traitement topiques ont été employés sans succès. Il revient nous voir le 19 mars, son eczéma subit en ce moment une poussée aigue qui n'a été déterminée par aucun excès alimentaire, ni par aucun trouble gastrique. Son affection cutanée semble rebelle à tout traitement, la raison de son apparition et de son développement persistant nous échappe.

OBSERVATION XXI

(Fxemples de mét«slases
Empruntés à l'arlicle du Dr Comby).

« Chez un bébé qui avait eu de l'eczéma sec prurigineux de la face pendant les premiers mois de la vie, j'ai vu cet eczéma disparaître tout à coup pour être remplacé par un accès d'asthme.

Chez un autre gros nourrisson ayant un eczéma rebelle de la tête on a pu constater une alternance frappante entre les manifestations pulmonaires et la dermatose. Chaque fois que sous l'influence d'un topique, spontanément, l'eczéma s'atténuait ou disparaissait l'enfant était pris de crises de dyspnée ormidable avec sibilances, qui s'entendaient à distance Aussitôt que l'eczéma rougissait et suintait le calme de la re spiration revenait. La métastase était évidente.

OBSERVAVION XXII

Obs. XXII de la thèse de Millon. Eczéma constitutionnel chez un
enfant bien portant

16 octobre 1893. -- Louise V... 9 ans 1/2. Elevée à la campagne au biberon mais avec soin, a marché à un an, première dentition était complète à 24 mois.

Coqueluche à 2 ans, rougeole à 3 ans, fièvre muqueuse à 8 ans, qui dure un mois et dont le rétablissement est facile.

Il y a un an au mois de septembre l'enfant a été prise d'un eczéma qui a débuté par le pourtour des oreilles et qui ensuite s'est généralisé progressivement.

A l'heure actuelle l'eczéma existe à l'état de plaques suintantes à la région auriculaire, sèches desquamantes au front et aux joues Plaques de même nature sèches à l'abdomen à la racine des cuisses, aux plis inguinaux, à la partie médiane du dos. Rien aux fesses, petits placards discrets aux jambes et aux bras. Peu de démangeaisons.

L'enfant est robuste de belle apparence, rouge et forte plutôt grande pour son âge. Elle ne présente aucune tare cons-titutionnelle. Nous signalerons seulement qu'elle a eu quelques poussées de blépharite légère antérieurement.

Elle jouit d'un appétit excellent mais ne boit ni ne mange d'une manière excessive, les digestions sont aisées pas de constipation, jamais de vomissements ni de renvois, l'enfant n'a jamais souffert de l'estomac. Elle n'a pas de ballonnement du ventre, l'estomac n'est pas dilaté. Depuis le début des accidents cutanés, le régime alimentaire a été surveillé strictement mais cela n'a entravé en rien la marche de la dermatose.

Quant aux ascendants le père est un homme bien portant, ni dyspeptique ni rhumatisant, dont les cheveux ont conservé leur teinte première, mais ancien migraineux et déjà un peu obèse. La mère bien portante également est un peu nerveuse. Cinq autres enfants bien portants. Aucune manifestation cutanée dans la famille.

OBSERVATION XXIII

(Due à l'obligeance de M. le Dr J. Comby).
Eczéma arthritique persistant pendant la première année. Plus tard accès d'asthme. Hérédité arthritique.

J'ai observé le 7 juin 1901 un garçon de 12 ans, petit de taille, quoique fort et assez gros, ayant eu pendant six mois un eczéma chronique qui a disparu tout seul.

Antécédents héréditaires. — Père gros, obèse, diabétique intermittent. Mère migraineuse, grand'mère rhumatisante et eczémateuse (morte de rhumatisme cérébral). Grand-père goutteux (tophus aux doigts).

Antécédents personnels. — Nourri au sein par une bonne nourrice, l'enfant était très beau ; à l'âge de six mois il a présenté un eczéma de la face très prurigineux, déchiré par

les grattages, qui a résisté à tous les traitements. A 12 ou
13 mois, au moment du sevrage, cet eczéma a disparu.

L'enfant a marché de bonne heure. A 18 mois, coqueluche
suivie de broncho-pneumonie ou debronchite asthmatiforme.
Depuis cette époque, nombreuses atteintes de bronchite à
caractère sibilant et musical.

Vers l'âge de 8 ans, au milieu de la nuit, après minuit,
l'enfant a été pris d'une crise d'orthopnée subite, qui a duré
plusieurs heures et s'est accompagnée de catarrhe bronchique
musical pendant deux jours.

Depuis cette époque, l'enfant a souffert de nombreux accès
nocturnes semblables, surtout pendant l'été, survenant aussi
bien à Paris qu'à la campagne, à la mer qu'à la montagne.
Pas d'emphysème en dehors des accès.

Il y a six mois, crise d'appendicite bénigne terminée sans
opération.

État actuel: assez bel enfant, quoique souvent pâle. Peti-
tesse (taille d'un enfant de 8 ans). Auscultation négative
(rien aux poumons ni au cœur, pas d'eczéma actuellement
peau nette). Bon appétit, mais constipation.

OBSERVATION XXIV

(Due à l'obligeance de M. le D⁺ J. Comby).

J... C., actuellement âgé de 7 ans 1/2, enfant très intelligent, très nerveux, très irritable. Nourri au sein par sa
mère jusqu'à 3 ans. Jusqu'à l'âge de six mois, eczéma de la
face très prurigineux, plutôt sec. A cette date, l'eczéma disparaît pour ne plus revenir, l'asthme se déclare. Premier
accès formidable vers l'âge de 7 à 8 mois, faisant penser à
la bronchite capillaire. Des accès plus ou moins violents
reviennent tous les 4 à 5 mois pendant les deux ou trois premières années, puis ils se sont écartés.

Antécédents héréditaires. — Père nerveux arthritique,
grand'père graveleux, grand'mère asthmatique. Mère saine,
lithiase biliaire chez la grand'mère.

OBSERVATION XXV (Personnelle).

Service de M. le Dʳ Comby.

Ernest N..., 4 ans.

Antécédents héréditaires. — Père âgé de 33 ans, pas d'arthritisme apparent, pas de migraine, a eu un eczéma dans son jeune âge. Guéri vers l'âge de 20 ans. Peu après s'est produite une nouvelle poussée d'eczéma localisé aux coudes et eux jambes.

Mère âgée de 25 ans, a eu de la bronchite vers l'âge de 20 ans au moment où elle nourrissait. A ce moment sa respiration était pénible et anxieuse. Ces accès de dyspnée survenant de façon intermittente pendant deux ans (aucun médecin n'a porté le diagnostic d'asthme.)

Antécédents personnels. — Eufant de 4 ans, né à terme nourri régulièrement exclusivement au sein jusqu'à 7 mois. Première dent à 6 mois. A parlé très tard, marché à 13 mois. A quinze mois l'enfant a eu de l'eczéma de la face. Cet eczéma a persisté jusqu'au mois dernier.

A deux ans l'enfant était pris brusquement d'un accès d'asthme. Depuis cette époque il a eu des accès très violents à des intervalles plus ou moins longs.

Etat actuel. — L'enfant a fort bel aspect, il est bien portant, coloré, fort. Il ne porte aucun stigmate de rachitis me Thorax bien conformé, pas de chapelet costal. Les digestions sont bonnes, pas de constipation, pas de diarrhée ni vomissements.

OBSERVATION XXVI

due à l'obligeance de M. le Dʳ J. Comby.

Garçon de 7 ans. Eczéma de la face jusqu'à 2 ans puis eczéma disséminé sur le corps, à intervalles plus ou moins éloignés. A partir de 18 mois accès d'asthme. Hérédité arthritique.

Antécédents héréditaires. — Père rhumatisant, bègue, grand-père diabétique ; un cousin-germain asthmatique à un haut degré.

Mère très nerveuse, a été glycosurique, grand'mère cardiaque.

Un père mort du croup, une sœur de 4 à 5 ans bien portante.

Antécédents personnels. — Enfant né à terme, dans de très bonnes conditions. A eu 3 nourrices, sevré à 4 mois, mis au lait de chèvre et au lait stérilisé, a marché à 18 mois (stigmates de rachitisme). Vers l'âge de un an état fébrile grave, qualifié alors de fièvre muqueuse. L'enfant, à 4 mois, avait eu un eczéma de la face ; sec, très prurigineux, sans formation de croûtes. Eczéma extrêmement tenace qui dure jusqu'à deux ans.

Le Dr Brocq consulté à ce sujet a prononcé le mot d'eczéma nerveux héréditaire.

Plus tard, l'enfant étant faible, anémique et dyspeptique fut envoyé à La Bourboule à 4 ans. A cet âge il fut pris de convulsions très graves qui ont duré 7 heures et qui depuis ne se sont jamais reproduites.

Un premier accès d'asthme apparaît à l'âge de 18 mois, très grave, et qui fut pris pour une broncho-pneumonie. La mère avait déjà remarqué le peu de fièvre et la courte durée des accidents. Depuis cette époque l'enfant a eu de nombreux accès semblables à l'occasion d'un refroidissement, d'un rhume, d'une grippe, d'une fatigue, d'une contrariété, etc...

Les deux derniers accès datent du 25 mai et du 20 juin.

État actuel. — L'enfant est pâle (souffle anémique du cou) rien au cœur, il est maigre, faible, fatigué, dyspeptique et constipé. A l'examen : clapotage gastrique, déformation rachitique du thorax saillant en avant et asymétrique. Il y aurait eu de l'incurvation des jambes.

On trouve à l'auscultation du poumon quelques râles sibilants avec expiration un peu prolongée.

Appétit exagéré :

Aucune tache sur la peau, pas d'urticaire, pas d'eczéma.

Traitement. — Le traitement a été divisé en 3 séries de chacune dix jours par mois.

1re série. — Chaque jour deux des paquets suivants.

Bicarbonate de soude.
Magnésie calcinée. . } ãã 0 gr. 20 centig.

Glycéro-phosphate de chaux. 0 gr. 10
Protoxalate de fer . . . . 0 gr. 05
Poudre de noix vomique un centigramme.

pour un paquet n° 20.

2e série. — Les dix jours suivants deux cuillerées à café par jour de la solution suivante :

Arseniate de soude . . . 0 gr. 02
Eau distillée . . . . . . 140 grammes.

3e série. — Deux cuillerées à café par jour de

Sirop iodo-tannique. . . . 150 grammes.

RENSEIGNEMENTS BIBLIOGRAPHIQUES

Bazin. — Leçons sur les affections cutanées de nature arthritique et dartreuse.

Bellot. — Thèse de Paris, 1893.

Besnier Brocq et Jacquet. — *Pratique dermalologique* tomes I, II.

Bouchard. — Pathologie générale 1900. Tome 3.

Bowen. — Modern theories and treatment of eczema. *Boston M. et S. J.* 1893.

Braoudé. — De l'obesité chez les enfants. *Thèse de Paris,* 1901.

Brocq. —Pathologie générale des dermatoses, Paris 1899. *in Précis de Dermatologie.*

Brocq. — La question des eczémas. *Annales de dermatologie,* 1900.

Brocq. — Accidents wich may follow the suppression of a chronic eczematous eruption.

Bulkley. — Causes de l'eczéma. *Med. Rec. N Y.* 1891.

Cazalis. — Hygiène et régime des Arthritiques, 1891.

Cazalis et Garrod. — L'acide urique. Paris, 1889.

Comby. — L'Uricémie chez les enfants. *Archives de médecine des enfants* Janvier 1901.

— *Traité des maladies de l'enfance.* L'arthritisme.

— *Traité des maladies de l'enfance.* L'eczéma.

— L'eczéma infantile et son traitement. *M. Mod. Paris,* 1898.

D'Espine et Picot. — Maladies de l'Enfance.

T. Fox. — Observations on the étiology of eczema. *Brit Med. J. London*, 1887.

Gaucher. — Compte rendu du congrès international de dermatologie, Paris, 1889.

— Leçons sur les maladies de la peau, 1895.

Gigot Suard. -- L'Uricémie.

Hallopeau. — Pathologie générale.

Hutchinson. — *Arch. surg. Lond.* 89. 90.

Huyghe. — Rapports de l'arthritisme avec les manifestations nerveuses. Paris 90-91.

Isch. Wall. — Arthritisme et cancer. Paris, 1890.

Jacquet. — Eczéma des nourrissons. *Médecine Moderne* 1899, p. 163.

Lancereaux. —Clinique médicale, 3e série.

Legendre. — Traité de médecine, 1re édition, tome 2.

Leredde. — L'eczéma, Paris, 1898.

— Classification pathogénique des dermatoses. *Annales de Dermatol.*, 1896.

— Etiologie et pathogénie de l'eczéma. *Presse médicale*, 1897.

Marfan. — L'eczéma des nourrissons. *Semaine Médicale*, 28 mars 1894.

Marfan. — Eczéma seborrhéïque des nourrissons. *Bulletin médical*, 1898.

Millon. — Manifestations cutanées dues aux vices de nutrition chez l'enfant. *Thèse de Paris*, 1893.

Quinquaud. — Notes sur les affections cutanées d'origine rénale. *Trib. Med.*, 1880.

Rachford.—Symptomatology of lithœmia. *Arch. of Ped.* septembre 1897.

Rilliet et Barthez. — Maladies de l'enfance, Paris 1887 .

Robinson. — *Med. Times and Gaz. London*, 1885.

Russell. — *Med. Nevvs. Philadelphie*, 1892.

Sabouraud. — Essai critique sur l'Etiologie de l'eczéma *Annales de Dermatologie*, 1899.

Senac. — Notions générales sur la diathèse congestive.

Seurin. — Complications internes des dermatoses. *Thèse de Paris* 1896.

Taylor.— The connection between asthma and eczéma. *Med Journal*, 1899.

Tommasoli. — Origine alloxurique de l'eczéma. *Ann. de Dermatologie*, 1900.

Vidal et Leloir. —Traité descriptif des maladies de la peau.

L. BOYER, Imprimeur, 15, rue Racine, Paris.

www.ingramcontent.com/pod-product-compliance
Ingram Content Group UK Ltd.
Pitfield, Milton Keynes, MK11 3LW, UK
UKHW022356090726
13658UKWH00002B/667

HISTOIRE D'UNE MONTRE

RACONTÉE PAR ELLE-MÊME

SA VIE ET SES PÉRIPÉTIES

SUIVIE DE

MONSIEUR TROTTEVITE ET MONSIEUR VABIEN

DIALOGUE SUR L'HORLOGERIE

PARIS. — TYP. ÉMILE. VOITELAIN ET Cie

61, RUE J.-J.-ROUSSEAU, 61

HISTOIRE
D'UNE MONTRE

RACONTÉE PAR ELLE-MÊME

SA VIE ET SES PÉRIPÉTIES

SUIVIE D'UN

DIALOGUE SUR L'HORLOGERIE

entre Monsieur Trottevite et Monsieur Vabien

PAR

BORSENDORFF

HORLOGER

Prix : 1 Franc

A PARIS

CHEZ L'AUTEUR, 1, RUE DE VANNES

MARTINON, ÉDITEUR   LEFÈVRE, LIBRAIRE
14, RUE J.-J. ROUSSEAU   RUE DUPHOT, 8

1869

Au Lecteur

Cette histoire a déjà été publiée une première fois dans l'Annuaire intitulé : LA LOUPE DE L'HORLOGER ; mais alors elle avait paru dans ce recueil en fragments détachés et à d'assez longs intervalles.

C'est sans doute à cela, plutôt qu'au mérite de l'œuvre, que l'auteur doit les nombreuses demandes qui lui ont été adressées par ses collègues, de publier cette petite historiette en son entier, ainsi que le DIALOGUE SUR L'HORLOGERIE ENTRE M. TROTTEVITE ET M. VABIEN.

On comprend qu'il nous eût été assez difficile de ne pas céder à un témoignage aussi sympathique.

Tel est donc le motif qui explique, sinon

excuse, l'apparition de ce nouvel Épiménides.

Reste à savoir quelle contenance va faire notre pauvre montre en paraissant aujourd'hui aussi inopinément devant le public.

Nous la savons bien quelque peu philosophe,—quoique timide,—mais c'est justement à cause de sa philosophie qu'elle eût peut-être mieux fait de rester où elle était.

Assurément, c'eût été plus sage.

Nous laissons donc toute la responsabilité de cette publication à ceux de nos confrères qui croient que le public en général et les horlogers en particulier trouveront quelque intérêt à lire ce petit livre.

Nous le souhaitons bien sincèrement pour l'éditeur.

BORSENDORFF.

Octobre 1869.

HISTOIRE

D'UNE MONTRE

Sur le cadran mobile essayons d'épier
Le furtif mouvement de l'aiguille d'acier;
Mais l'heure au pied discret, rasant l'émail fragile,
Mesure notre vie et paraît immobile.

Ed. ALLEZ.

Telle est la montre qui chemine
A pas toujours égaux, aveugle et sans dessein.
Ouvrez-là, lisez dans son sein.

LAFONTAINE.

CHAPITRE PREMIER

Genève, l'ouvrier horloger, le comptoir d'horlogerie.
— La douane. — Mon arrivée à Paris, l'hôtel de la
Monnaie, le marchand d'horlogerie en gros. — Le
Palais-Royal. — Mon repassage et mon premier bap-
tême. — Mon entrée dans le monde. — Ma première
maîtresse.

Une montre raconter son histoire, me dira-
t-on, quelle présomption, quelle forfanterie.

Et pourquoi pas?

N'ai-je pas eu, moi aussi, comme toutes les
choses d'ici-bas que fustige le temps, ma vie
éphémère, mon existence, mes péripéties.

Pourquoi donc pauvre oubliée de ce monde,
quand j'ai vu mon passé s'effeuiller jour par
jour, comme une fleur à son déclin, n'au-
rais-je pas aussi la consolation de le retracer à mon souvenir, ainsi qu'on aime à
se rappeler d'un songe qui vient de s'évanouir ?

La vie n'est pas autre chose. Je cède donc
à un désir bien inoffensif et bien pardonnable
à une nature aussi frêle que la mienne.

Non, lecteur, je ne suis ni fanfaronne ni
prétentieuse ; je suis Suissesse. Je reçus le
jour dans la ville libre de Genève, sur les
bords d'un des plus beaux lacs du monde
dont les eaux limpides et pures baignent aujourd'hui le pied de la statue élevée au grand
Rousseau, — le fils d'un horloger.

Je fus, si je puis m'exprimer ainsi, le premier enfant d'un jeune artiste genèvois duquel je tairai le nom, de crainte que le sort
de sa fille infortunée ne lui fasse verser des
larmes. Seulement je dois rendre hommage

à sa rare habileté en horlogerie, en rappelant ici les nombreuses félicitations qui m'ont été adressées, et qui, par le fait, n'appartiennent qu'à lui.

Ma taille, à la fois plate et arrondie, mignonne et bien prise, coquette et sévère, avait vingt millimètres de diamètre.

Une denture magnifique, et que j'avais bien garde de cacher, attestait la bonne conformation de mes organes délicats, dont la parfaite harmonie et le jeu régulier semblait devoir m'assurer une existence séculaire, si la main inhabile d'un de ces horlogers malencontreux auxquels, — pauvres victimes, — on nous confie trop souvent, n'avait porté le trouble dans mon mécanisme en m'estropiant, pour toujours, d'un de ces coups de tournevis cruels et maladroits. — Mais laissons là ce pénible souvenir qui ne reviendra que trop tôt.

Il me semble encore être dans la petite chambre proprette sur l'établi en chêne ciré du jeune artiste qui me tira du néant ; au jour où, pour la première fois donnant signe de vie, il m'apprit à marcher seule et avec régularité.

A mon premier coup de balancier, quelle joie rayonna sur son visage. Non, le premier souffle d'un enfant nouveau-né ne fait pas plus de plaisir à son père, on n'épie pas avec plus de silence et d'attention les premiers battements de son cœur, qu'il écouta le rhythme régulier de mes premières oscillations.

De quelles précautions, de quels soins empressés chacun m'entourait pour ne rien défleurer ni ternir du velouté de ma dorure ni de l'éclat de mes aciers.

Moi qui, quelques jours auparavant, n'étais qu'un morceau informe de laiton mis au rebut, que l'on ne touchait qu'avec crainte et dégoût; moi qui, comme tant d'autres molécules mes sœurs, aurait pu sous la forme d'un hideux chaudron me consumer un jour au feu d'une noire cuisine et périr lentement sous le grès destructeur de quelques marmitons, on avait fait de moi un objet d'art excitant l'admiration; enfin j'étais montre, et bientôt le czar des métaux allait s'incliner devant moi, et se façonner pour me recevoir dignement.

Aussi il fallait voir avec quelle fierté je

fendais l'air en faisant vibrer mon balancier doré, présentant tour à tour les deux lèvres arrondies de mon cylindre aux caresses successives de chacune des dents inclinées et polies de la roue d'acier la plus délicate de mon mécanisme, dont je me plaisais à suspendre ainsi la marche, durant un cinquième de seconde à chaque vibration.

Avec quel bonheur je roulais librement dans mes trous en magnifiques rubis roses, tous les pivots durs et polis de mes axes d'acier aux ailes éclatantes, ornés de profondes creusures, et tous menés lentement par mes roues dentelées et légères, accomplissant chacune, dans un même temps donné, les mêmes révolutions ; tandis que mes aiguilles fugitives marquaient, en glissant sur l'émail de mon cadran, l'heure qui s'écoule, la minute qui passe et la seconde qui fuit.

C'était en 1831... vers les premiers jours du mois qui reverdit nos prairies et fait renaître les premières fleurs.

A peine mes aiguilles vigilantes, en marquant chaque aurore, avaient-elles pu compter douze levers du soleil, qu'à l'aube suivante, mise captive sous les plis d'un papier soyeux, on m'enlevait pour toujours de l'établi natal, pour me livrer au comptoir du négociant de Genève auquel j'étais destinée.

Là, comme une esclave qu'on achète, comme un vendu qui se livre, je subis une visite vexatoire pour une montre de ma qualité. — Mais je fus vengée. A la première vue de mes formes si délicates, j'eus le plaisir de voir mon sévère investigateur se transformer aussitôt en admirateur empressé, j'entendis même les félicitations encourageantes dont il combla l'humble artiste auquel j'avais coûté tant de labeurs et qui ne devait plus me revoir.

Quelques instants après, on me revêtit d'une magnifique robe d'or, faite exprès pour ma taille, vrai chef-d'œuvre de ciselure et de gravure, et sur laquelle étincelaient, sur le fond bleu d'un magnifique émail, les mille facettes d'un riche groupe de diamants. Cette dernière et brillante parure, dessinant le contour de ma taille, tout en laissant mes mouvements libres, faisait enfin de moi une montre achevée, et me mettait désormais au premier rang des bijoux de luxe.

J'étais fière comme une jeune fille qui se voit parée pour la première fois et se croit la plus belle du monde. L'orgueil s'empara de moi, je me voyais déjà suspendue à la taille d'une jeune et brillante duchesse et me balançant négligemment dans les plis de satin de quelque robe de cour. Je me voyais fêtée, recherchée, admirée, convoitée, courant les salons, les boudoirs, que sais-je? quand, d'un seul coup, je vis s'évanouir toutes ces belles espérances.

Mon nouveau propriétaire, après m'avoir donné un numéro matricule qu'il coucha sur un grand livre, me mit froidement dans le sombre tiroir d'un de ses casiers où je me trouvai ainsi pêle-mêle avec toutes sortes de montres qui étaient là renfermées, muettes et silencieuses.

Au milieu du morne silence de cette prison, le bruit de mon échappement se fit seul entendre pendant quelques heures comme un cri plaintif. J'épuisai ainsi le peu de force disponible qui restait à mon ressort. Puis à mon tour je devins aussi muette que mes compagnes; car une fois enregistrées, comp-

tées et que la porte de son coffre de fer était
fermée, notre geôlier ne prenait plus aucun
soin de nous.

Alors à mes rêves dorés de la minute précédente, succédèrent bientôt les plus sombres
réflexions.

Je me pris à maudire la fortune, à regretter
mon humble établi en chêne et le modeste
abri de la cloche en silice sous laquelle, libre
et au grand jour, j'étais encore la veille l'objet
de si douces attentions.

En voyant mon abandon, je pensais à la
main bienveillante et habile dont les soins
quotidiens entretenaient sans cesse mon mécanisme dans un état de mouvement qui faisait ma vie, ma joie et ma gloire.

Qu'allais-je devenir?...

Combien allait durer ma captivité?...

Quinze jours se passèrent ainsi, quand un
matin, mes compagnes et moi nous fûmes
enfin retirées de notre prison et placées en
rang sur le spacieux comptoir de notre négociant. Le livre d'écrou était ouvert, on copia
nos numéros matricules et notre signalement
sur une facture qui devait être notre feuille

de route. Mais notre sort n'était point changé,
— on nous transférait d'une prison dans une
autre.

Plusieurs affreux cartons à six et à douze
compartiments nous attendaient, comme autant de prisons mobiles, où chacune de nous
fut mise indistinctement dans une cellule séparée. Puis, empaquetées, ficelées, cachetées,
et ayant à chacun de nos cartons, — comme
passe-port,—la marque en plomb de la douane,
on nous dirigea sur Paris.

C'est ainsi, pauvre infortunée, que je fus
enlevée de ma ville natale, sans voir une dernière fois son ciel se refléter dans les ondes
pures et limpides de son lac majestueux; sans
même qu'un rayon de soleil pût parvenir jusqu'à moi pendant toute la route de Genève à
Paris, où j'arrivai à la troisième aube, comme
un colis vulgaire, à l'adresse d'un marchand
de montres en gros.

Aussitôt notre réception, notre destinataire
rompit nos attaches et nous délivra de nos
enveloppes liberticides, mais ce ne fut que
pour nous transporter rue Guénégaud, à l'Hôtel de la Monnaie, où chacune de nous eut à

subir, au bureau de la garantie, un examen du titre du métal de sa boîte ; puis enfin, le fer d'un marteau meurtrier nous mit à chacune l'empreinte d'un poinçon appelé : *Contrôle*.

Moi, qui m'étais crue une création artistique, je me vis obligée de subir la marque et de payer mon entrée à la douane comme un vil bétail.

Dès lors, j'eus le pressentiment de ma destinée.

En effet, de retour chez notre destinataire, le marchand de Paris, comme celui de Genève, devait être aussi un geôlier. Il préluda à notre réception ainsi que l'autre avait fait pour notre départ ; même inspection, livre d'écrou, numéro matricule, puis, enfin, encore l'éternel tiroir d'un casier à porte de fer s'ouvrit pour nous recevoir une seconde fois et se refermer presque aussitôt.

C'en était fait, je me voyais vouée à la captivité et à l'oubli ; cependant, je me trompais, — le malheur rend injuste et égare parfois la raison. — Car le surlendemain je fus l'objet d'un privilége inattendu. On me retira avec soin de mon tiroir pour me déposer dans un écrin mollement doublé de satin rose, en compagnie de plusieurs charmantes montres, dans lequel on nous transporta chez un horloger en renom du Palais-Royal.

Là, après le tour de clef de rigueur donné à chacune de nous, et un examen à travers la loupe obligatoire, je fus choisie par l'horloger.

Quelques jours après, on me confia à un ouvrier de la maison, homme fort habile dans son art qui, après m'avoir dépouillée de mon riche vêtement, procéda à la visite minutieuse de mon mécanisme, qu'il démonta entièrement.

Je me sentis d'abord un peu outragée de cette façon d'agir envers moi; mais il paraît que MM. les horlogers de Paris ont l'habitude d'en user ainsi avec toutes les montres : c'est ce qu'ils appellent le *repassage.* — Il fallut me résigner...

Je fus donc repassée.

Du reste, je n'eus qu'à me louer de l'opération et des procédés délicats avec lesquels je fus traitée. Seulement je fus fort surprise, lorsqu'on me revêtit de ma toilette, de voir gravé sur ma cuvette d'or le nom : Leroy, à Paris.

On m'avait baptisée du nom de mon nouveau propriétaire.

Je fus très-sensible à cette supercherie, qui blessait singulièrement mon amour filial, car, en me dénaturalisant ainsi, on me ravissait jusqu'à l'humble nom de mon père.

Voilà comment je devins une montre de Leroy.

A dater de ce jour commença pour moi une nouvelle existence.

Je parlerai peu du séjour plus ou moins long que je fis au Palais-Royal dans le magasin luxueux de la galerie de Valois, où, placée sur la glace d'une riche vitrine, je trônais immobile au milieu d'une quantité de mes compagnes rangées symétriquement, attirant ainsi chaque jour, par notre nombre et nos variétés, les regards d'une multitude de passants qui s'arrêtaient sans cesse devant notre étalage, s'extasiant, bâillant ou flânant et exprimant tour à tour leurs sentiments divers de convoitise ou de curiosité, de surprise ou d’admiration, par mille exclamations ét mille jeux de physionomie dignes du crayon de Charlet.

Durant ce séjour, souvent je sortais de ma vitrine pour passer dans la main blanche de plus d’une charmante créature dont le seul contact des jolis doigts me faisait tressaillir.

Bien des fois dans ces courts instants où je passais ainsi de mains en mains, saisie d’une douce et secrète agitation, j’arrêtais tout bas mon choix sur la maîtresse à laquelle j’aspirais appartenir; puis, au moment où je croyais être à elle, c’en était fait, le marchand articulait le chiffre fatal de *trente louis*, — et les ingrates me délaissaient presqu’aussitôt.

Leur amour pour moi, qui me serais vouée tout entière à elles pour compter chaque minute de leur existence, s’arrêtait à un peu d’or.

Alors, pauvre humiliée, je retournais de nouveau à mon étalage reprendre dans la vitrine ma place habituelle.

Enfin un certain soir, un couple, jeune et fort élégant, accompagné d’un personnage âgé, entra dans le magasin.

La vitrine s'ouvrit, plusieurs de mes compagnes furent retirées et montrées tour à tour, puis, comme d'habitude, vint aussi le mien.

A peine étais-je déposée sur la serge verte du comptoir, que le jeune cavalier, qui jusqu'alors était resté spectateur muet, s'empresse gracieusement de me désigner en me présentant à sa jeune compagne.

Celle-ci, en m'apercevant, s'écrie aussitôt avec une grâce presqu'enfantine et qui lui allait à merveille : Oh! le petit amour de montre!... me tourne et retourne dans ses jolis doigts, m'approche et m'éloigne de sa taille ravissante, ne cessant durant ce petit manége de me caresser de ses deux beaux yeux, puis ajoute, en me montrant au vieillard qui était avec eux : Voyez donc, mon père, comme elle est gentille!...

Depuis mes déceptions précédentes, j'étais en garde contre toutes ces marques de tendresse fugitives dont je connaissais la valeur, et j'avais, Dieu merci, perdu enfin ma sensiblerie coutumière à l'endroit des chalandes, —quoique celle-ci fût ravissante.

Aussi, cette fois, m'inquiétais-je fort peu de

la réponse du père. Quand celui-ci, après avoir rendu hommage à ma gentillesse, comme bijou, ajouta que ce serait folie de me choisir, qu'une montre aussi petite ne pouvait jamais bien marcher, ni donner l'heure.

A ces paroles, qui avaient un moment désappointé ma belle admiratrice, je me sentis blessée au vif.

L'horloger prit mon parti, et grâce à un tour de clef secourable, je fus à même de venger cet outrage à ma dignité, en prouvant à mon détracteur, par ma marche hardie, et qui eût défié celle d'un chronomètre de nos plus grands maîtres, combien un tel jugement contre moi était hasardé.

Devant une raison aussi péremptoire et un de ces regards de femme que notre belle acheteuse arrêta sur son père et sur le jeune homme qui prit aussitôt part à ma défense, mon procès fut gagné.

Un instant après, mise avec soin dans un bel écrin, j'étais en la possession de ma nouvelle propriétaire. Désormais mes aiguilles impatientes cessaient leur repos pour marquer l'heure de ma délivrance et suivre de leur pas vigilant la marche immuable du temps.

Je quittai enfin le magasin de la galerie Valois.

CHAPITRE II

La famille Dumonin, mademoiselle Laure, la cor
beille de mariage. — Les fiançailles, la mairie, le
bal, la chambre nuptiale. — Le comte et la comtesse
de Norza, la rue Taibout. — La tendresse maternelle
funeste aux montres. — Ma première chute. — Le
vol.

Ma nouvelle propriétaire se nommait Laure.
C'était une jeune fille de dix-huit ans, bien
faite, alerte, vive, frémissante, aux cheveux
noirs, longs et fournis, aux yeux d'azur om-
bragés de longs cils d'ébène, au teint virgi-
nal, et dont la bouche vermeille et souriante,
laissant entrevoir deux rangées de perles éclatantes de blancheur, donnait à sa physionomie un je ne sais quoi de doux et de suave,
tout à la fois candide et voluptueux.

Fille unique, elle demeurait avec son père
et sa mère, qui habitaient, dans la rue du Bac,
le premier étage d'une magnifique maison.

M. Dumonin (c'était le nom du père de

Laure) était un riche négociant retiré, qui devait, disait-on, sa brillante fortune à des opérations hardies qu'il avait faites dans le commerce des laines.

On comprendra que je passe sous silence le nombre de moutons tondus pour une si grande fortune, les détails d'intérieur ou les secrets que mon admission au foyer domestique de cette famille a pu me révéler. — Je m'en tiens à mon histoire.

D'ailleurs je suis montre, et les montres ne sont pas indiscrètes, — que nos propriétaires se tranquillisent.

Le jour de mon entrée dans la famille Dumonin, je fus la bienvenue. Les petites préventions que le papa avait montrées à mon égard au magasin de l'horloger, s'étaient entièrement dissipées sous un baiser gracieux de sa fille, dont j'étais maintenant le bijou chéri. Mme Dumonin, excellente mère, qui idolâtrait son enfant, me trouva charmante; enfin, jusqu'à la vieille gouvernante qui avait élevé sa petite Laure, tout le monde me fit le plus touchant accueil.

On était à la veille de l'union de Mlle Laure,

et je venais ainsi compléter la riche corbeille de mariage que lui offrait son fiancé.

Inutile d'ajouter que celui-ci était le jeune cavalier que nous avons vu accompagnant ma libératrice lors de mon emplette au Palais-Royal. Il se nommait Arthur de Norza et il était vicomte; il est vrai que Mlle Laure avait 400,000 francs de dot.

J'allais donc, pour mon premier début dans le monde, servir à marquer la première minute du moment solennel où se contracte l'union de deux êtres qui se lient l'un à l'autre pour la vie, — mission bien délicate.

Déjà chaque pas que mes aiguilles faisaient sur mon cadran était pour ma jeune maîtresse, qui n'y songeait sans doute guère, autant de minutes qui se détachaient de sa vie de jeune fille, de cette belle vie de douce insouciance, de gaîté folâtre, d'innocentes illusions; de cette vie, enfin, dont mon petit cercle d'émail allait, à la prochaine aurore, marquer la dernière heure.

En effet, le lendemain, au moment où le maire du xe arrondissement adressait à ma jeune maîtresse la demande d'obligation bien connue des mariés, je marquais la dernière minute de midi, minute décisive, où, en même temps que s'échappe le oui fatal, s'envole la liberté.

J'étais placée dans le corsage de la fiancée, qui me portait pour la première fois. De cet endroit secret je pus sentir toute son émotion, je fus comme le métronome de son cœur, dont les battements égalèrent, durant cette longue minute, le rhythme précipité de mon balancier.

Le soir, j'assistai au bal des fiançailles; l'or et la soie étincelaient au milieu de mille flots de lumière. C'était le premier bal où j'allais; j'étais fière de pouvoir apporter ma paillette d'or à cette fête, pensant qu'elle serait comptée.

Hélas! je fus bien déçue, on ne fit nulle attention à la pauvre montre, et le moindre bijou avait le pas sur moi. L'on disait bien : la belle épingle... la belle rivière... le beau diadème, comme l'eau de ces diamants est belle, comme elle tranche bien avec l'ébène de ses cheveux... Pour montrer une belle bague on dégantait une jolie main, mais, pour me voir, personne ne demandait l'heure.

C'est là que je sentis toute l'inutilité des diamants et de la riche ciselure de ma boîte, et combien il était ridicule de nous placer, — nous pauvres montres, — au rang des bijoux de luxe.

Au bal, je ne parais rien; au contraire, l'agitation de la danse était nuisible aux fonctions de mon mécanisme, auquel le repos convenait mieux.

Cependant, si mon orgueil fut blessé de la préférence donnée aux bijoux, j'eus du moins, dans cette soirée, le dédommagement de voir que je n'étais pas aussi insignifiante pour ma jeune maîtresse qu'on pouvait le supposer.

Bien des fois, dans l'intervalle des derniers quadrilles, je sentis la main de ma fiancée me tirer négligemment de son corsage soyeux pour interroger d'un regard furtif l'heure trop vigilante qui fuyait sur mon cadran. En effet, je marquais pour elle l'approche de ce moment à la fois de désir et d'appréhension : celui du premier tête-à-tête avec son époux.

Il était une heure de la nuit quand ce moment arriva et qu'elle se rendit dans la chambre nuptiale.

En pénétrant dans ce sanctuaire, son sein bondissait avec tant de violence, que, toute petite que j'étais, je n'eusse pu tenir longtemps la place que j'occupais dans son corsage, si, enfin, ses agrafes ne se fussent détachées.

Après quoi, je rentrai modestement dans mon écrin de la veille, où je comptai à l'écart les heures mystérieuses de cette nouvelle nuit. Nuit qui pour moi se prolongea plus que de coutume, car le lendemain on oublia la pauvre montre. — Je ne fus pas remontée, — et pendant plusieurs jours il me fallut marquer la même heure...

Depuis cette date, un an s'était écoulé; ma maîtresse avait, bien entendu, quitté les lambris paternels pour aller habiter définitivement avec son fiancé, qui possédait, rue Taitbout, un hôtel magnifique.

Il y avait donc douze mois que dans cette demeure je marquais ponctuellement chaque journée de l'existence de ce couple heureux, ne quittant jamais ma maîtresse qui, le jour, me portait presque constamment avec elle, et

la nuit, me plaçait près de son chevet. En cela
les montres ont cet avantage sur les autres
bijoux, et, je lui rends ce témoignage, elle
avait enfin contracté la bonne habitude de me
remonter exactement, et me témoignait même
un certain attachement qu'elle me prouvait
par mille petits soins intelligents.

Comme montre, j'aime encore à me rappeler cette époque de trop courte durée pour
moi, et la douce mission que j'avais alors à
remplir quotidiennement.

Ma maîtresse était jeune, vive, enjouée;
c'était moi qui chaque jour sonnais les heures
de ses promenades, du spectacle, des bals, des
soirées, enfin de tous ses plaisirs, bien que
souvent je n'y participasse point.

Elle était tendre et aimante; je marquais
les moments de tous ses tête-à-tête avec son
jeune époux, alors si empressé, et ces heures
délicieuses d'épanchement et de douces cau-
series.

Elle était bienfaisante et charitable; souvent mes aiguilles indiquaient l'heure de quelque visite à rendre à la mansarde du malheureux, et cette heure était toujours pour

quelqu'infortuné l'heure inattendue, mais si désirée, qui mettait un terme à sa misère, ou apportait un soulagement à sa douleur.

C'est ainsi que se passèrent pour moi ces douze premiers mois, sans que, pendant cette durée, j'aie eu à marquer une seule heure de tristesse, ni une minute d'ennui.

Vers cette époque, Mme de Norza mit au monde une charmante petite fille ; elle sembla si heureuse d'être devenue mère que j'eus encore là de belles minutes de bonheur à compter : minutes éphémères, car bientôt ma mission de donner l'heure allait changer et devenir bien pénible pour moi.

En effet, dès ce moment M. de Norza prit de l'ombrage ; il changea entièrement vis-à-vis de sa femme, et bientôt je fus le témoin secret de certaines scènes d'intérieur qui ne tardèrent pas à révéler à ma maîtresse que M. de Norza n'avait épousé la fille du marchand de laines que pour sa dot et en vue de son patrimoine à venir.

Dès lors commença la série de ces longues heures dont chaque minute me donnait une larme à compter.

Je laisse l'âme fourbe et vénale du comte, le cœur perfide et corrompu qu'il avait caché jusqu'alors, sa passion désordonnée pour le jeu et toutes les péripéties qui en suivirent. Elles furent, pour Mlle Dumonin, le revers de l'écusson de comtesse.

Je ne parlerai pas de ces longues nuits dont il me fallait sonner les heures d'angoisses; nuits d'autant plus poignantes pour la jeune mère, que malgré ces dures épreuves, son amour pour son époux semblait avoir encore des racines profondes dans son cœur. Aussi son humeur, autrefois si enjouée, sa gaîté si naïve et si pure s'effeuillait-elle chaque jour comme une rose épanouie dont les pétales se détachent un à un aux rafales du vent.

Cependant à mesure que le temps s'écoulait ainsi dans l'hôtel Taitbout, chaque retour d'aurore apportait un jour de plus et voyait croître la petite fille de Mme de Norza. Elle atteignait sa deuxième année.

Déjà, son petit babil et ses innocentes caresses étaient pour la mère de douces et précieuses consolations qui venaient apporter quelques diversions à sa douleur et augmenter sa tendresse pour son enfant. Mais il était dit que cette même tendresse me deviendrait fatale.

En effet, elle fut la cause de mon premier malheur et celle de ma séparation avec Mme de Norza.

Voici comment :

Dans sa sollicitude maternelle, ma maîtresse avait découvert que, placée à l'oreille de sa petite fille, j'avais la précieuse vertu de calmer les cris que provoquaient ses caprices fréquents.

On usa du moyen, on en usa même souvent. Le bruit que la petite bambine entendait ainsi à son oreille, piqua de plus en plus sa curiosité; elle voulut voir la *petite bébête,* — c'est ainsi qu'elle m'appelait; — on la lui montra. On alla bientôt jusqu'à m'exposer tout à fait dans les frêles doigts de l'enfant gâté, dans lesquels il m'a fallu frémir bien des fois de crainte et de terreur, quand un beau matin je lui échappe tout à fait et tombe enfin sur le parquet. Dans ma chute mon verre resta intact, mais un pivot de mon cylindre se brisa.

La *petite bébête* était morte.

Mon écrin me servit de civière, et ordre fut donné à la femme de chambre de me porter au plus tôt chez l'horloger qui m'avait vendue.

Mais ni l'horloger ni ma maîtresse ne devaient plus me revoir.

La femme de chambre, qui reçut l'ordre, était une jeune brunette très-piquante, mais curieuse et encore plus coquette.

Dès qu'elle fut partie pour sa commission, la première chose qu'elle s'avisa en chemin fut de me retirer de mon écrin pour m'accrocher à la ceinture de sa robe, se gardant bien, l'orgueilleuse, de ne pas faire voir qu'elle avait une montre, et ne perdant aucune occasion de s'arrêter en route. Arrivée sur le boulevard des Italiens, près des bains Chinois (1), elle se réunit à un groupe de badauds,

---

(1) Les bains Chinois, construction très-originale et pittoresque, formaient à cette époque sur ce boulevard le coin de la rue de la Michodière. Au-dessus était un vaste bazar. On y faisait voir alors une ménagerie venant d'Afrique, et l'annonce se faisait à la porte. Le tout a été démoli depuis pour faire place aux maisons modernes qui existent aujourd'hui.

amassés devant des tréteaux de saltimbanques, pour jouir du spectacle burlesque d'une parade en plein vent, quand, au moment touchant où Paillasse reçoit le soufflet de rigueur, la main d'un adroit filou me saisit, coupa la chaîne d'or qui pouvait me retenir et m'enleva si subtilement de la ceinture de ma soubrette, que celle-ci ne s'en aperçut point. Elle riait probablement encore de la piteuse mine de Jocrisse, quand nous étions déjà loin, le voleur et moi.

Ainsi, après trois années de splendeur, me voilà, pauvre déshéritée, retombant d'un seul coup dans une vie d'aventures, d'incertitude et d'agitation.

CHAPITRE III

Les deux voleurs. — Le recel. — Le père Isaac. — Des
truction de ma première boîte. — Ma nouvelle transformation. — Comment je devins une montre de
Bréguet. — L'échoppe chronométrique. — L'horloger
praticien.

Deux heures après ce vol, je me trouvais
dans un café borgne de la Cité (1), en compagnie de deux hommes de mauvaisse mine ;
ils étaient dans un cabinet séparé de la salle
commune, assis autour d'une table en bois
recouverte d'une toile cirée, et vidant ensemble un carafon d'eau-de-vie.

— Je crois que la journée est bonne, dit celui
qui m'avait volée, en me retirant de la poche de

____

(1) Les rues sombres et étroites de la Cité, entièrement disparues aujourd'hui, fourmillaient alors d'établissements mal famés et de bouges où se réunis-
saient, avec la lie du peuple, la plupart des voleurs.

son pantalon avec une poignée de vieux sous
et de tabac à fumer auquel j'étais mêlée, et
qu'il déposa en même temps que moi sur la
table. — A ce moment, pauvre infortunée, je
pensais à mon écrin de velours.

— Je n'ai pas pu couper la chaîne plus haut,
dit l'autre en vidant d'un trait un verre plein
d'eau-de-vie... ça me taquine. -

— Ça ne fait rien, reprit le premier, vois
donc les beaux cailloux... comme ça mi-
roite... c'est du vrai !...

— Ah ça !... cette petite était donc une
duchesse? murmurèrent ensemble les deux
voleurs, qui, m'examinant attentivement, ouvrirent ma boîte et ma cuvette et tâtèrent
lourdement avec leurs doigts l'épaisseur de
mon or. Puis, s'apercevant que je ne marchais
pas, l'un d'eux s'avisa de vouloir mettre mon
balancier en mouvement avec la pointe de
son couteau.

Peu s'en fallut à ce moment critique que
ma roue de cylindre fût victime ou que je
reçusse une de ces cicatrices dont les marques
restent toujours. Il n'en fut rien. Il était dit
que ce serait un horloger qui me ferait la

première blessure. Néanmoins je frémissais d'épouvante. Jamais je n'avais été outragée de la sorte.

— C'est le père Isaac qui va faire sa lippe !... lui qui aime tant les beaux morceaux.

— Avec ça qu'il les paie bien... le vieux juif, dit celui qui m'avait tiré de sa poche.

— Que veux-tu ?... avec lui on est en sûreté... C'est encore le plus honnête de nos hommes ; au moins s'il achète pas cher, il ne vend personne.

Je vis alors que j'allais passer dans les mains d'un recéleur. En effet, après un autre colloque à peu près semblable, mes deux individus m'enveloppèrent dans le papier d'un cornet de tabac, — attention délicate qui me surprit de leur part, — et partirent me porter chez leur juif.

Il demeurait près de l'Hôtel-de-Ville, dans une vieille maison de la rue de la Vannerie (1), dont la porte, de l'allée noire, était à

---

(1) Cette rue très-étroite a disparu dans les démolitions ; elle faisait face à l'Hôtel-de-Ville. A sa place a été construit l'avenue Victoria.

secret. Mes deux voleurs le connaissaient. Ils l'ouvrirent, et, après avoir monté trois étages, ils frappèrent trois coups particuliers à une lourde porte qui, à ce signal, roula presque aussitôt sur ses solides gonds.

La pièce où nous entrâmes était sombre et séparée en deux par une cloison à grillage en fer, au milieu duquel était un guichet. Là, devant un bureau en bois noirci, et au milieu d'un amas confus de marchandises de toutes espèces, se tenait, assis en ce moment, un vieux sec, sale, mal peigné, à la barbe longue, aux yeux flasques, aux doigts crochus et à l'habit crasseux : c'était le père Isaac.

— Papa, dit un de mes deux quidams, en passant par le guichet le papier dans lequel j'étais enveloppée, — nous vous apportons du nanan...

Celui-ci mit ses lunettes, déplia lentement le papier, et, après un court examen, répondit d'un air d'insouciance affectée, et en me remettant négligemment dans le papier : — quatre louis.

J'étais indignée, mes brillants seuls en valaient dix.

— Allons, le compte rond, au moins, avisa un des deux larrons : cent francs !...

Pour toute réponse, le père Isaac replia le papier pour me rendre aux vendeurs; il allait fermer son guichet, quand ceux-ci, connaissant sans doute *leur homme*, acceptèrent alors les quatre-vingts francs et se retirèrent en maugréant le mot : vieux filou.

Aussitôt que le juif fut seul, il prit sur le bureau, devant lequel il était assis, une vieille loupe écornée, et il examina un à un chaque diamant de ma boîte, prolongeant ainsi son inspection comme un homme qui est content de son marché; puis, après quelques minutes, il me déposa devant lui, se renversa mollement sur le dossier de son fauteuil, en se frottant les mains d'un air méditatif.

— C'est fâcheux, dit-il, quelques instants après, — mais c'est plus prudent... Et il se leva, alla chercher un petit coffret en bois, renfermant divers outils, qu'il apporta sur son bureau, avec lesquels il défit mon mouvement de sa boîte.

J'eus alors l'explication de l'énigme. Le recéleur voulait me laver du péché originel en détruisant les marques trop compromettantes de mon signalement. En un instant ma cuvette fut ôtée, les diamants de ma boîte décertis, le fond enlèvé et mis en morceaux par sa cisaille meurtrière.

Le restant de mon boîtier qui n'avait aucune marque distinctive fut épargné, comme pouvant servir encore dans la transformation que cet industriel devait me faire subir, — dans le but de tirer ainsi meilleur parti de moi, qu'en me détruisant.

Là, s'arrêta donc son œuvre de destruction. Il pesa d'un œil israélite les diamants qu'il avait retirés, et mit les débris de mon fond au creuset. Quant à mon mouvement, sans s'inquiéter de la fracture qui l'empêchait de marcher, il le mit négligemment dans une petite boîte en carton imprégnée encore d'une odeur pharmaceutique, sur laquelle on lisait : *Pilules selon la formule*, et il me relégua ainsi au fond d'un tiroir encombré.

Là, je pus enfin songer à la fragilité des grandeurs d'ici-bas et aux caprices du sort qui m'avait été si fatal. C'en était fait de la riche parure dont j'avais été si vaine et si orgueilleuse, ainsi que du rang auquel j'avais tant aspiré. Après avoir captivé une comtesse, je me voyais d'un seul coup descendre à l'étage infime de ces montres vulgaires qui peuvent être en la possession du premier venu.

Au bout de six mois de séquestration, je sortis enfin de mon affreux tiroir.

Le juif avait fait rajuster à mon boîtier un autre fond d'or sans brillants et modestement guilloché. Le nom que portait ma cuvette avait disparu, et celui de Bréguet lui avait été substitué.

Sous ce nouvel affublement, je ne me reconnaissais plus, bien que tout autre que moi m'eût encore trouvée gentille. Je valais moins, — mais j'étais devenue une montre de Bréguet...

C'est ainsi, pauvres bâtardes que nous sommes, que les marchands nous baptisent à leur façon, et nous donnent tous les noms qu'ils veulent.

Quand je fus ajustée dans ma nouvelle boîte, le juif songea enfin à me remonter. Il s'aperçut que j'avais besoin de réparation et me porta, à cet effet, chez son ouvrier habituel dont je me souviendrai toujours.

C'était un individu qui avait bien sûr quitté la manique pour l'horlogerie. Il occupait aux alentours de la rue Saint-Martin une petite boutique borgne, où il travaillait en compagnie d'un autre artiste de sa façon.

Une planche étroite mal rabotée, avec deux étaux inoffensifs fixés à son rebord, leur servait d'établi. C'était un encombrement de verres à pied cassés de tous modèles, de boîtes de toutes formes, de petites fioles, de brosses, du blanc d'Espagne, du fusain, du sureau, etc., avec un outillage aussi bizarre qu'en mauvais état, au milieu duquel roulaient çà et là dans la poussière les pièces éparses de plusieurs mouvements de montres démontés et mélés avec divers coucous de la forêt Noire.

En voyant ce pèle-mêle, je ne pus m'empêcher de penser à l'établi en chêne ciré et si bien rangé de mon ouvrier de Genève, et à celui du repasseur du Palais-Royal. Je ne pouvais croire que j'étais chez un horloger. Cependant il y avait là des montres et des pendules, et on lisait sur l'enseigne : *Tapard et Frottard*,— horlogers-praticiens.

Ce fut Tapard qui procéda à ma visite. Pour seconder sa prunelle, il prit une loupe entourée d'un gros fil-de-fer, au bout duquel était fixé un morceau de bois qu'il mit à sa bouche comme une pipe, soin bien superflu; car du premier coup de tournevis qu'il donna pour ôter mon coq, il déchira la noyure, écorcha la vis, me fit une balafre sur ma dorure, qui fut ma première cicatrice, — mais non ma dernière.

Je frémissais d'épouvante en songeant à quoi j'allais être exposée si cet homme se chargeait de ma réparation. Hélas ! il en fut ainsi; le juif voulait payer peu. — Or, ceux-ci et les Tapard sont le fléau des montres.

CHAPITRE IV

Tapard et sa méthode. — Le singulier martyre qui me fut infligé sous le nom de : *Rhabillage* ; ses conséquences. — Ma délivrance. — Le juif. — Mon échange. — Madame Troquenville, marchande à la toilette. — Réflexions philosophiques d'une montre au milieu des chiffons. — Ma vente faite à tant la semaine.

Pendant deux longs mois que je restai chez cet horloger malencontreux, je fus chaque jour le témoin muet des mutilations, à la fois cruelles et bizarres, que subissaient tour à tour les malheureuses montres que le sort avait amenées dans cet abattoir chronométrique.

Durant cet intervalle, je fus examinée, prise et reprise au moins dix fois par notre Tapard. D'abord à l'hésitation qu'il sembla mettre, à cause de la rare délicatesse de mon mécanisme, je crus un instant qu'il renoncerait à

m'entreprendre, mais l'ignorance ne doute de
rien, — le tour de mon exécution arriva. — Il
en fut fait de moi comme de mes infortunées
compagnes.

Je renonce, cher lecteur, à décrire les rudes
épreuves que j'eus à subir de la part de ce
singulier praticien du blanc d'Espagne, pour
qui la râpe remplaçait le tour ; le grattoir et
le marteau, la lime ; la tenaille et la brosse,
tout !

Certes, la souris égarée qui rencontre la
patte de l'angora, dont la griffe cruelle lui fait
endurer mille morts ; l'infortuné hanneton auquel le barbare bambin casse ailes et pattes,
larde le flanc d'épingles pour en faire le mou-
lin éphémère qui le fait expirer, sont moins
torturés que la montre qui tombe dans la
main maladroite d'un horloger ignorant.

Au moins, leur martyre achevé, c'en est
fait ; on ne demande plus à la souris de courir,
ni au coléoptère de voler. Mais la pauvre
montre, tant mutilée soit-elle par la main de
son bourreau, on veut qu'elle marche encore
après son supplice, et il faut qu'elle marche,
quand même.

Moi qui, auparavant, étais un chef-d'œuvre d'exécution et la réalisation, en miniature, du plus parfait ensemble des lois géométriques et mécaniques, je sortis de cette funeste épreuve défigurée, comme le serait une toile de Raphaël, sur laquelle un badigeonneur aurait promené son pinceau sacrilége.

Cette fois, j'étais estropiée pour toujours, sinon invalide. Mais, j'étais... *rhabillée,* — comme disent MM. les horlogers.

Enfin, je marchais. Comment?... Je n'en sais trop rien, et maître Tapard encore bien moins.

— Assurément, le grand Dieu qu'on nomme hasard pouvait bien y être pour quelque chose.

Quant à l'heure, la triste dégaîne de mon balancier tout faussé, et tournant de travers sur le cylindre boiteux dont je venais d'être affublée, attestait assez que, désormais, la mesure du temps cesserait d'être dans mes attributions.

Je faisais *tic-tac.* C'était tout ce qu'il m'était possible d'effectuer. C'était d'ailleurs, disons-le, la seule chose que maître Isaac exigeait de ses montres — et de son praticien chrono-métrique (1).

Dans ce triste état, je fus remise dans la boîte d'or que l'on connaît, et qui, on le sait, était le nouveau costume sous lequel le juif m'avait transfigurée, pour cacher son recel et tirer meilleur parti de moi.

L'habit, dit-on, ne fait pas le moine.

La boîte fait encore bien moins la montre.

Aussi, sous l'enveloppe en métal précieux qui masquait mes infirmités, je sentais qu'avec mes vices et mes défauts, je ressemblais à une coquette flétrie, qui n'a pour toute valeur que celle que lui donne sa modiste et son par-fumeur; en un mot, que je n'étais plus qu'une petite *patraque*.

Alors, je me rappelais mon passé plein de

______

(1) La plupart des brocanteurs qui, sans être horlo-gers, s'occupent néanmoins du commerce de l'horlo-gerie, n'en exigent jamais davantage des ouvriers qu'ils font travailler. Cependant, malgré de semblables ré-sultats, il est encore un nombreux public qui, tous les jours, donne la préférence à ces industriels pour ses achats et pour ses réparations d'horlogerie : AVIS AU LECTEUR.

si doux souvenirs, et, en honnête montre, je redoutais, pour l'avenir, les déceptions fâcheuses que je causerais, par mon acquisition, aux personnes de bonne foi qui, désormais, se laisseraient prendre à mes apparences trompeuses.

Tapard venait de me mettre en boîte ; j'étais encore dans sa main peu sûre, et, toute tremblante sous l'objectif fêlé de sa loupe mal assujettie à sa prunelle menaçante, lorsque mon propriétaire vint me quérir.

En entrant dans l'échoppe chronométrique, maître Isaac, me voyant achevée, tira sa tabatière d'un air de satisfaction, et se bourra le nez en dedans et en dehors, mais de telle sorte que, m'ouvrant alors pour jeter à son tour son coup d'œil contrôleur, une partie du tabac qu'il avait de trop à son nez tomba dans mon mouvement.

Je frémis de crainte.

Heureusement pour moi, la quantité était insuffisante pour me faire éternuer. — Quitte cette fois pour une petite prise, je fus enfin délivrée des mains dangereuses de mon premier bourreau.

Eh bien, l'avouerai-je ! ce vieil israélite, qui m'avait sacrifiée si aveuglément à sa rapacité sordide, et qui était la cause de mon sort, me sembla, à ce moment, un libérateur. Ce fut presqu'avec joie que je me sentis retourner en sa possession : il est vrai que le malheur, semblable à une maladie sourde, altère les sentiments de ceux qui souffrent.

Il ne me garda pas longtemps.

Le lendemain j'étais troquée, contre une pièce de toile de Hollande et trente écus espèces, à une marchande à la toilette du quartier du Temple, nommée Troquenville. Je lui fus livrée comme étant une montre exécutée, de toutes pièces, par les mains mêmes de Bréguet.

A ce sujet le juif broda, moitié français et allemand, une petite histoire sur mon origine, laquelle, bien entendu, ne ressemble nullement à celle-ci. Mais il la prouva si péremptoirement, en s'appuyant sur l'authenticité incontestable du nom gravé sur ma cuvette, que devant un tel argument, les lumières et les capacités chronométriques de la marchande à la toilette s'évanouirent totalement.

Elle fut convaincue.

Bien que je fusse pour Mme Troquenville une véritable montre de Bréguet, elle ne m'en relégua pas moins, aussitôt mon acquisition faite, dans un grand carton rempli de dentelles, rubans et autres colifichets, qu'elle remisa au milieu d'un pêle-mêle de jupons, de robes et de châles, dont l'encombrement faisait de son domicile un véritable capharnaüm.

En me sentant sous cette avalanche de hardes féminines, je me crus ensevelie pour la fin des siècles.

Loin de là, ce même carton que je prenais pour une tombe et dont le couvercle se fixait au fond par une large courroie, était, au contraire, destiné à accompagner ma revendeuse dans les fréquentes pérégrinations qu'elle faisait au domicile de sa nombreuse clientèle, composée particulièrement de ce genre de femmes qualifiées communément de l'adjectif tant soit peu élastique d'entretenues, mais qu'elle appelait alors simplement grisettes, et que, depuis, on nomma tour à tour lorettes, filles de marbre, de plâtre, et que sais-je?..

et enfin galantines et gandines, comme les appelle de nos jours si spirituellement M. Louis Lurine.

C'était donc à une de ces filles d'Ève, ayant pour culte la paresse, pour passe-temps le miroir, pour mobile le caprice, pour passion les chiffons et les gâteaux, pour principe l'argent et pour adulateurs les sots, à qui j'allais être destinée.

Assurément les heures de semblables existences ne demandent pas à être réglées par la marche rigide et ponctuelle d'un chronomètre; j'étais donc bien la montre qui pouvait convenir en cette occurence.

Malgré cela, Mme Troquenville m'exhiba en vain, pendant plusieurs semaines, sans qu'aucune de ses capricieuses clientes ne se souciât de moi.

Alors, en femme qui connaît son monde, elle comprit tout de suite que je ne prévaudrais jamais sur le moindre colifichet de son carton, tant que je ne serais que la représentation d'un objet d'utilité, et qu'en me laissant ainsi, je risquerais fort d'attendre le jugement dernier avant de trouver l'occasion d'en sortir.

Ma marchande avait raison : la frivolité seule jouit réellement des faveurs du monde, à elle les hommages, l'encens ; pour elle, l'or.

Aux productions utiles : le dédain et la parcimonie.—Il semblerait même que l'abjection soit le thermomètre social sur lequel se mesure l'importance du service que l'on rend à ses semblables.

Heureusement pour moi, comme montre, j'étais assez peu utile pour espérer de n'être pas entièrement rebutée.

Seulement il me manquait un petit complément : la chaîne ! ce signe de l'esclavage antique et moderne, cette livrée, ce passe-port social, enfin cette marque du collier que porte au cou le chien gras et dodu de la fable, et qui, non-seulement lui évite le jeûne du loup, mais encore devient pour lui un certain titre à la considération du monde.

Le lendemain même j'eus mon complément.

La marchande m'attifa de la chaîne d'ordonnance. — Elle était en or, il est vrai, et de très-jolie façon.

Dès ce moment, je quittais le noir carton qui me servait de cachot pour la ceinture de

Mme Troquenville, y indiquant chaque jour de mon mieux le commencement douteux de sa taille dont l'ampleur, il faut le dire, était on ne peut plus propre à servir d'étalage.

Aussi, peu de jours après, me trouva-t-elle une acheteuse parmi celles-là mêmes qui, précédemment, m'avait dédaignée.

Je laisse les détails singuliers du marché, dans lequel il entra maintes futilités pour un chiffre bien supérieur à mon prix, et qui fut conclu, je crois, à tant la semaine, ou plutôt à *tant par amant*, — comme disent ces dames.

Ce jour-là, pour la première fois depuis ma sortie des mains de Tapard, le carré d'une clef de montre se posa sur l'axe de mon grand ressort.

Au contact du froid de son acier, je sentis comme une étincelle électrique parcourir chaque molécule de mon mécanisme. J'eus le frisson comme l'aurait un blessé, réveillé tout à coup du profond sommeil qui endort ses douleurs, et auquel on crierait : marche !

En ce moment la conscience de mes blessures me revint. Je fis un effort, — je prenais domicile rue des Martyrs.

CHAPITRE V

La rue des Martyrs. — Ma nouvelle propriétaire. —
Aglaé. — Les lorettes. — Une montre au pilori. —
De l'heure par Aglaé. — Son boudoir. — Mes nouvelles attributions. — Avantages d'une montre qui
ne marche pas. — Réflexions d'une montre qui n'a
pas autre chose à faire.

C'était, en effet, dans cette rue montueuse,
et qui me sembla être mon Calvaire, que demeurait celle qui avait fait mon acquisition.

Elle habitait le deuxième étage d'une de
ces maisons élégantes, alors de construction
nouvelle, c'est-à-dire un de ces petits appar-
tements coquets, mignons, qui, par leurs dis-
positions particulières, avec leur luxe de
glaces et surtout de portes, semblent, par
destination, être réservés pour le séjour de
cette oisiveté désœuvrée, caractérisant le
genre de femme auquel appartenait ma nouvelle propriétaire.

Elle se nommait Aglaé. C'était une blonde

d'une vingtaine d'années, svelte, dont la taille de guêpe faisait ressortir des formes, peut-être un peu saillantes, mais adoucies par les contours les plus gracieux et sur lesquels les regards aimaient à se reposer, comme le papillon sur une fleur.

De grands yeux dont les prunelles faisaient penser aux bluets des champs ; une bouche pas trop grande, et dont le sourire moqueur laissait voir deux rangées de perles rivalisant de blancheur avec l'émail de mon cadran, en eussent certainement fait une jolie fille, sans le blanc et le carmin dont les fossettes agaçantes de ses joues trahissaient un usage beaucoup trop fréquent

Elle avait fait mon acquisition, non pour l'heure, mais comme accessoire et objet de luxe, et seulement parce que j'avais le mérite de motiver la parure d'une chaîne dont les anneaux d'or, enlaçant les contours de son cou de cygne, avaient ainsi l'avantage d'attirer innocemment les regards sur des épaules — que la coquette avait bien garde de cacher.

A ce prix je pouvais donc encore m'attendre à être de sa part l'objet de quelque sollicitude.

Hélas! je me trompais.

Dès le premier jour que je fus en la possession de Mlle Aglaé, j'eus un aperçu du triste rôle que j'aurais à jouer dans le monde des lorettes. L'arrivée de trois de ses amies qui, ce jour-là, vinrent simultanément lui rendre visite, m'en donna un échantillon.

— Ma toute-belle, dit l'une d'elles en entrant, nous venons te présenter nos *références* distinguées et amicales.

Trois mains d'albâtre se tendirent à la fois et vinrent se placer dans les deux que pouvait seulement leur offrir ma propriétaire. Deux bouches mutines s'approchèrent ensemble et effleurèrent chacune une fossette des joues de mon Aglaé.

Naturellement vinrent les félicitations sur la nouvelle chaîne que ses amies lui voyaient pour la première fois, et que chacune mania tour à tour.

— Nous avons donc fait connaissance du directeur des mines de la Californie? quel luxe!...

Et alors commença le trio à mon endroit.

— Comment, très-chère... une montre! —

s'écria une grande aux yeux langoureux, nommée Paméla.

— Non, répliqua une autre, tu vois bien qu'Aglaé devient romanesque ; c'est un médaillon pour mettre les cheveux de son Arthur.

— Du tout, c'est une cassolette, riposta une autre.

— Allons donc, reprit Paméla, c'est un petit cheval à l'écurie qu'Aglaé se paie, en attendant le landeau que lui a promis le comte de Norza.

Ce nom me fit tressaillir.

— Alors elle lui servira pour donner ses ordres à son cocher futur.

— Erreur, mais toutes-belles ! Aglaé tourne à la bourgeoise, sinon au pot-au-feu. Désormais elle veut être exacte à ses rendez-vous et régler les heures de son existence.

— Et celles du lait de poule du vieux marquis catarrheux, qui s'oublie toujours trop tard ici, ajouta sournoisement l'autre.

— Mesdames, respect !... s'écria une petite brune à l'œil noir, vif et futé, surnommée Follichette, qui pendant ce colloque avait ouvert ma boîte et lu l'inscription de ma cuvette..., « c'est du Bréguet!. »

— En ce cas elle doit marquer les siècles, les cycles, les années bisextiles, les quantièmes, les lunes, — voire même celles de miel.

— Oui, tout ! — excepté l'heure, répartit la première.

— Dis-nous alors celle qu'il est, Aglaé? Nous avons chacune un rendez-vous, et..... pas de montre.

Parbleu! il est midi, s'écria Follichette en tournant mon cadran du côté de l'auditoire.

C'était en effet l'heure qu'il indiquait.—Or, nous étions en juin et le soleil se couchait.— Mme Troquenville, en me remontant, avait sans doute oublié de me mettre à l'heure. — D'ailleurs savais-je ce que je marquais?

— Ce n'est pas étonnant, répliqua gaiement ma propriétaire en me retirant doucement des mains de son interlocutrice, vous l'effarouchez, cette pauvre petite.

— C'est-à-dire qu'elle bat la breloque. C'est un petit oignon.

— C'est une patraque, ajouta Paméla.

— Pardon, mesdames, elle est à *échappe-*

ment, et la mère Troquenville, qui me l'a vendue de confiance, m'a dit qu'elle était à cylindre.

— Tu as eu tort, chère amie, il fallait la prendre avec un de moins, à *cinq lindres*. Avec la différence du prix, tu nous aurais payé de l'aï et des gâteaux.

Je m'y connais, moi. Mon père était de la forêt Noire, et, vous le savez, mes chères, le plus fameux horloger du pays, — en fait de coucous. — Je propose donc, dans l'intérêt de la santé délicate de ladite montre, une pension de six mois chez ma tante.

— Bravo! Follichette a raison.

— C'est le champ de repos et le refuge des montres malades, ajouta celle-ci. Et mille autres quolibets.

Pour l'instant Aglaé préféra me donner pour refuge celui de sa ceinture.

L'arrivée d'une vieille femme, grande, longue, sèche et maigre, accoutrée de grotesques oripeaux qui n'étaient ni de son âge ni à sa taille, et qui entra en ce moment, mit fin à ce feu de file.

C'était la tireuse de cartes, — une digne

émule de Lenormand, qui venait religieuse-
ment, trois fois la semaine, interroger l'avenir sur des cartons crasseux appelés le grand
jeu.

Quant au petit, ces demoiselles se le faisaient mutuellement tous les jours avec des
cartes ordinaires.

Mais je laisse la bohémienne et l'avenir.
Déjà à cette époque comme aujourd'hui, il
ne me restait plus en partage que le passé.

En voyant le peu de cas que toutes ces
joyeuses péronnelles faisaient de moi, je son-
geais au premier début de ma vie.

Je me rappelais l'accueil si empressé et si
bienveillant que, quelques années auparavant, j'avais reçu lors de mon entrée dans la
famille Dumonin. Je pensais aux soins délicats et assidus dont j'avais été l'objet de la
part de ma première maîtresse. Il me semblait sentir encore la dernière vibration de
mon balancier achevant, pour ma belle Laure,
la dernière seconde de sa vie de jeune fille, et
commençant la première minute de son existence de femme, de comtesse et de mère.

En rapprochant ce souvenir du persiflage

dont j'étais actuellement l'objet, je sentis l'avilissement dans lequel j'étais tombée.

Certes, je n'étais plus la montre d'autrefois; cependant dans d'autres mains que celles d'une Aglaé, j'eusse pu encore être mise en état de rendre quelques bons services.

Mais tombée dans les mains d'une coquette qui, craignant le stigmate du temps, ne voulait pas, disait-elle, être mystifiée par les aiguilles d'un cadran lui indiquant sans cesse de combien elle vieillissait, et qui, pour cette raison, ne remontait jamais ses pendules, — bien quelles ne marquassent point les quantièmes, — à quoi pouvais-je être utile?

Chez une semblable créature, je devenais nécessairement moins qu'une serrure ou un cadenas, qu'on ouvre et ferme avec une clef. Je devenais, comme ses horloges, un contresens chronométrique, un instrument de dupes; mon cadran un faux témoin; mes aiguilles le mensonge incarné.

Car malgré son adversion pour l'heure, la belle Aglaé avait cependant une façon d'en faire usage, et ses pendules, quoiqu'elles ne fussent jamais remontées, ne marquaient pas pour cela toujours la même heure.

A sa servante incombait la charge de la direction de leurs aiguilles, et son doigt subtil, remplaçant alors tout mécanisme, les faisait tourner à volonté suivant la consigne, — comme sa maîtresse faisait tourner ses amants suivant les circonstances.

'Je devins donc un auxiliaire au service de ces subterfuges horaires.

Et certes, chaque fois que la soubrette avait mis les cadrans à une heure quelconque pour le besoin des rôles, — soit pour hâter la sortie d'un amant dans la prévision de l'arrivée d'un autre, — soit à l'arrivée de celui-ci, pour avoir le prétexte d'incriminer son retard, jouer l'inquiétude ou autre chose, si, dans un de ces cas, la fourbe Aglaé invoquait l'autorité de ses horloges, un chronomètre, arrivant de l'Observatoire, n'eût pas trouvé grâce.

Qu'était-ce, quand sa main mignonne, blanche et potelée, qui attirait les lèvres, me sortait coquettement de la taille que vous connaissez?.. quelle que fut l'heure que je marquasse, les accusés regardaient tout autre

chose que mon émail trompeur, et mes aiguilles menteuses,—ils étaient convaincus.

Aglaé n'était-elle pas le seul astre qui réglât
les heures de son boudoir? Aussi les pauvres
hères s'en retournaient-ils la tête et la bourse
aussi déréglées que leur montre, — mais contents.

Je ne narrerai point les intrigues qui se dé-
roulèrent en ma présence dans le boudoir de
la rue des Martyrs, petit rendez-vous de toutes
sortes de turpitudes, confessional où tant de
faiblesses et d'infirmités humaines venaient
s'avouer tour à tour.

Ce serait répéter des banalités pour montrer
l'empire que peut exercer sur les pauvres fils
d'Adam une petite rouée de vingt ans, sans
cœur, sans esprit même, mais qui a de jolis
yeux, une jambe bien faite, et qui la fait voir.

Depuis Ève, qui n'avait pas de montre pour
tromper son amant, rien n'est changé. Les
hommes n'ayant plus aujourd'hui de paradis
à perdre, sacrifient leur fortune et leur honneur. Si Hercule eut Omphale et Samson
Dalila, les hommes de nos jours ont des
Aglaé. Seulement, ceux qui aujourd'hui pas-

sent pour forts, sont les plus hypocrites. Voilà tout.

Je tairai donc comment M. de Norza, que je retrouvai dans le boudoir de la rue des Martyrs, parmi les plus assidus à fréquenter Aglaé, était celui-là même qui, quelques années auparavant, la veille de ses noces, m'avait achetée, au Palais-Royal, pour me joindre à la riche corbeille de mariage qu'il offrit à sa fiancée avec le titre de comtesse.

Je ne suis pas un romancier — ni même un bas bleu, — mais une pauvre montre; je m'en tiens à ma simple histoire et je laisse le comte se duper à son aise, en interrogeant les heures déréglées que marquent aujourd'hui mes aiguilles quinteuses et mensongères, et qui, autrefois, sur ce même émail, avait été pour lui, en tout autre lieu, le messager vigilant et fidèle d'un tout autre temps.

CHAPITRE VI

La hausse et la baisse. — Paméla.—Le Mont-de-Piété
— Le bureau du commissionnaire. — L'hôtel des
Blancs-Manteaux. — Treize mois de captivité. — La
salle de vente et mon adjudication à un brocanteur
de la Bande noire.— Mon rachat par un horloger de
province.

Mon séjour rue des Martyrs ne fut pas de
longue durée. Aglaé était alors, comme elle
disait en terme d'agio, tout à fait à la hausse.
— Ce genre de femmes, en effet, comme les
mauvaises valeurs de bourse, éprouve de
grandes fluctuations ; baisse extrême ou hausse
subite, et, comme celles-ci, ne sont recher-
chées que dans ce dernier cas. — Notre lorette
étant en vogue, avait donc beaucoup d'amies
avec lesquelles, il faut le dire, elle partageait
assez volontiers sa bonne fortune.

L'une d'elles, Paméla, que le lecteur connaît déjà, vint un matin lui annoncer pré-

cipitamment qu'elle était sur le point de faire la conquête d'un milord anglais ou d'un prince russe, — elle ne savait pas au juste; — l'entrevue était fixée pour le jour même. — Aussi, dit-elle à Aglaé, je n'ai pas le plus petit louis : veux-tu être mon banquier?

— Combien te faut-il?

— Ce que tu voudras.

— Voilà cinq louis, dit Aglaé, nonchalamment étendue sur son divan, humant la fumée d'une cigarette; et elle lui indiqua un vide-poche placé sur la cheminée, dans lequel était cette somme ainsi que sa chaîne et moi.

— Merci, chère amie. Mais, ajouta aussitôt la rusée Paméla qui avait un autre but, — mon rendez-vous est au bois de Boulogne; il me faut prendre un remise. Prête-moi donc ta montre jusqu'à ce soir, je ferai genre et je saurai l'heure. Songe donc, ma chère : un prince russe!... ça doit être un homme exact; il faut que je le sois. — Et, sans attendre aucune réponse, elle avait déjà retiré son chapeau et passé ma chaîne à son cou.

Aglaé allait peut-être hasarder quelqu'objection. Mais il était déjà trop tard; elle fit bonne contenance et se contenta d'aspirer lentement une nouvelle bouffée de marylan.

— Allons, dit-elle, je vois qu'aujourd'hui il faut que je sois aussi ton horloger et ton bijoutier.

— N'es-tu pas toujours ma bonne amie, minauda Paméla en se mirant avec complaisance et en rajustant son chapeau. Comment me trouves-tu?

— Resplendissante; tu feras fondre toutes les glaces de la Néwa.

— A ce soir, dit enfin Paméla qui, satisfaite, serra la main à son amie et la baisa au front en s'en allant.

Dix minutes après, c'en était fait de la montre d'Aglaé.

Le rendez-vous et le prince russe était tout simplement un conte forgé par notre Paméla qui, dans le moment, était fort en baisse et réduite aux expédients pour vivre. Aussi avait-elle usé de celui-là pour s'approprier la montre et la chaîne de son amie.

Dans le quart de monde auquel appartiennent ces dames on est fort peu en délicatesse, et cette façon d'acquérir la propriété y est communément pratiquée ; — elle s'appelle tout bonnement tirer une carotte.

En quittant son amie, Paméla, au lieu de se rendre au bois de Boulogne, alla tout droit au faubourg Montmartre, dans une maison dont l'entrée était remarquablement sombre, monta au premier étage, et entra dans le bureau d'un commissionnaire au Mont-de-Piété.

C'était une grande pièce poudreuse, mal éclairée, divisée en deux parties par une séparation en bois ayant du côté réservé au public une planche à hauteur d'appui et deux grands guichets sur l'un desquels on lisait : *Engagements*, et sur l'autre : *Dégagements*.

De l'autre côté de la balustrade étaient plusieurs rayons encombrés de cartons, de paquets et de livres, et une longue table à hauteur des guichets, devant laquelle se tenaient deux ou trois commis la plume à l'oreille, cherchant à se donner un certain air de suffisance, — peu en rapport avec la modestie de l'emploi.

Au fond, à droite de la partie réservée au public, se trouvait une porte sur laquelle on

lisait : *Entrée particulière.* Cette porte donnait dans une autre pièce formée de la suite
de la première.

Cet endroit était réservé aux clients privi-
légiés, ou ordinairement, sans doute, à ceux
qui voulaient dérober leur indigence ou leur
gène aux regards du public. Paméla, qui était
une habituée, y entra, me remit dans les
mains du commissionnaire auquel elle demanda le plus possible.

Celui-ci m'ôta aussitôt ma chaîne, la toucha
avec de l'eau-forte, la mit dans la balance, et
annonça 85 grammes; puis ayant fait subir à
l'or de ma boîte le même baptême d'acide ni-
trique, il l'ouvrit assez maladroitement, la
tâta, fit semblant de voir mon mouvement—
auquel il ne connut rien,— et enfin, offrit
sur le tout, 300 francs.

Paméla les accepta et partit ayant dans sa
poche *la seule reconnaissance dont elle était
susceptible.*

La chaîne et moi nous fûmes mises dans
une petite boîte ronde en carton, sur le couvercle · de laquelle le commissionnaire colla
un carré de papier indiquant son nom, le nu-

méro d'engagement et le montant du prêt.

Scellée et numérotée de la sorte notre boîte alla en rejoindre d'autres dans une case où je passais le reste de la journée.

Ainsi s'accomplissait donc ma destinée. Cette fois j'étais engagée, au clou, accrochée, chez mon oncle, chez ma tante, en pension, que sais-je? toutes les appellations vulgaires données tour à tour à ces établissements *de piété toute philanthropique,* qui prêtent sur nantissement au modique taux de douze à quinze pour cent; — à ces docks du pauvre dont le warrant est une reconnaissance.

N'est-ce pas .le rendez-vous de toutes les infortunes grandes ou petites; le banquier de tous ceux qui n'en ont pas; l'expédient de *l'adversité,* comme celui de la friponnerie?

N'est-ce pas aussi la seule ressource du malheureux qui, forcé de se séparer de ses objets les plus chers, veut se conserver l'espérance de pouvoir rentrer un jour en leur possession, — espoir, il est vrai, qu'il entretient parfois longtemps à force de sacrifices et qui, le plus souvent, vient se briser sous le maillet du crieur de la salle des ventes.

Aussi la journée entière pendant laquelle je restai dans le bureau du commissionnaire m'offrit-elle le spectacle d'un pénible contraste : celui de voir tous les nantissements disparates passer tour à tour au guichet des engagements, et trahir par leur nature le degré de gêne ou d'indigence de chaque emprunteur.

Depuis la pièce de drap du tailleur jusqu'à la lévite râpée du prolétaire, la glace de sa cheminée et le matelas de son lit ; — depuis les bijoux du dandy, les dentelles de la coquette, les instruments de l'artiste et les outils de l'artisan, jusqu'aux livres du philosophe.

Je crois ressentir encore le serrement de cœur que dut éprouver ce jour-là une jeune et pauvre veuve présentant timidement au guichet, pour la deuxième fois, un mince ballot contenant ses dernières hardes ; lorsque le commis, repoussant brutalement son petit paquet, lui cria d'un ton aigre : *Je vous ai déjà dit que nous ne prêtions pas sur si peu.*

— Mais, monsieur, hasarda enfin à voix basse la pauvre femme, en avançant la tête dans le guichet comme pour ne pas être entendue des assistants, c'est tout ce qui me reste, — et mon enfant a faim...

— Que nous importe !

Alors, les larmes aux yeux, elle retira de son doigt amaigri son anneau de fiancée, qu'elle baisa furtivement, et le tendit en poussant de nouveau son humble ballot, — en disant tout bas : Eh bien, ajoutez cela.

Elle eut trois francs du tout ; et on lui retint DIX CENTIMES *pour la boîte...*

Tel est donc ce lieu appelé Mont-de-Piété, ou l'égoïsme d'une fille de mauvaise foi m'avait séquestrée.

Que j'aurais voulu en cet instant appartenir à l'infortunée maîtresse de cet anneau si regretté, j'eusse servi au moins à une bonne action ; j'eusse été heureuse de pouvoir soulager plus efficacement sa détresse, et alors ma captivité ne m'eût point été pénible, car j'aurais senti dans le monde un être qui m'eût aimé et qui eût pensé à moi.

A la tombée de la nuit un fourgon s'arrêta à la porte du commissionnaire. Presqu'aussitôt un homme entra dans le bureau chargé d'un grand vilain sac en grosse toile grise rempli de paquets, de boîtes et d'objets de toute nature qui furent déposés dans la pièce particulière : c'étaient les nantissements dégagés de la veille, et rapportés de l'administration sur la demande du commissionnaire.

Quelques instants après, la boîte qui me renfermait fut, à son tour, mise aussi pêle-mêle avec toutes sortes de paquets, d'instruments, de casseroles et autres objets, dans cette grande poche du Mont-de-Piété qui, nouée et ficelée comme une serpillière, fut descendue ensuite dans le fourgon, — *espèce de corbillard des défroques de l'infortune parisienne,* — lequel, après avoir achevé sa tournée de bureau en bureau, se dirigea enfin, avec *sa cargaison*, rue des Blancs-Manteaux, à l'hôtel central du Mont-de-Piété.

Là, le lendemain, chaque nantissement fut de nouveau vérifié, estimé, enregistré, numéroté, et classé, suivant sa nature, par division, — comme les malades d'un hôpital ou les détenus d'une prison.

Une feuille papier jaune, espèce de livrée indiquant mon numéro d'ordre, mon signalement, mon estimation et celle de ma chaîne, fut cette fois cousue à notre boîte, laquelle fut enfin déposée dans l'un des nombreux compartiments d'une salle de la première division, réservée aux objets en matière d'or et d'argent.

Parlerai-je des treize mois de captivité que je fis dans ce Clichy cellulaire de l'industrie, où tant de produits, créés pour l'usage journalier de la vie, pour le grand jour et la liberté, sont enfouis, séquestrés, se fanent, se frippent, passent de mode, et sont ainsi incarcérés en vertu de l'infortune de leurs propriétaires ; depuis la légère étoffe aux tendres couleurs, faite pour servir de parure à l'innocente jeune fille, jusqu'à l'instrument de l'artiste, destiné à répéter les sublimes notes des Mozart et des Boïeldieu ; depuis le couvert de famille qui convie à la fraternité, jusqu'à la ponctuelle montre, ce petit mètre vivant et portatif du temps, fait pour marcher sans trève ni repos et qui est, là, condamné au silence, à l'immobilité!

Or, noùs y étions constamment plus de deux mille montres!

— Que d'heures de perdues !

Néanmoins il s'opérait chaque jour une certaine mutation parmi les détenus de ce Mazas chronométrique; journellement l'osier libérateur, suspendu à son chanvre, descendait dans notre salle, par une trappe pratiquée à son plafond, et remontait ainsi les heureux prisonniers dont les propriétaires venaient lever l'écrou.

Que de bonnes et grosses montres d'argent je voyais partir ainsi tour à tour, et qui, cependant étaient entrées bien après moi! Celles-là, bien sûr, étaient fidèles; elles appartenaient, sans doute, à de braves travailleurs qui les payaient de retour, et qui toutes grossières qu'elles étaient les aimaient. Certes, la fidélité n'était plus mon partage, d'ailleurs l'eût-elle été? personne alors n'eût songé à moi.

Mais au Mont-de-Piété, comme ailleurs, les extrêmes se touchent. Mon abandon fut justement la cause qui empêcha mon séjour de se prolonger au delà du terme fixé pour les renouvellements, tandis qu'il y avait aussi d'autres montres que l'attachement des propriétaires y retenait depuis plusieurs années. Ce ne sont donc généralement que les montres défectueuses que l'on abandonne, et qu'on laisse vendre en ce lieu. — Je porte ce fait à la connaissance du lecteur qui pourrait être tenté de faire emplette de cette sorte d'horlogerie.

Comme j'étais de cette catégorie, aussitôt l'expiration de mon treizième mois, j'allai prendre ma place dans une grande salle, au milieu des nantissements destinés à être vendus. — Ma chaîne fut classée parmi les bijoux.

Enfin, un samedi, je fus mise à l'encan, ainsi qu'un morceau de viande à la criée, et adjugée, pour 65 francs, à un brocanteur de la Bande noire qui, à lui seul, acheta ce jour-là la plupart des montres vendues à l'hôtel des Blancs-Manteaux.

Le soir même, il revendit en bloc une grande partie des montres qu'il avait achetées à un horloger de province venu à Paris pour faire des achats.

J'étais de ce nombre.

CHAPITRE VII

Espoir et déception. — L'horloger de Falaise. — Monsieur Pivotot, sa méthode pratique et économique. — Les inspecteurs de la garantie. — Le contrôle, réflexions d'une montre à ce sujet. — Ma boîte coupée injustement. — Nouvelles angoisses. — Ma nouvelle transformation en montre d'argent. — La foire. — Le gendarme. — La cuisinière. — Tribulations que je cause à la pauvre Marie et les conséquences pour moi. — Le fils Canelle. — La première communion. — Une montre à l'école. — Mon dernier martyre. — Ma fin. — Conclusion d'une montre philosophe qui pourrait être encore, mais qui n'est plus.

Cette fois un rayon d'espoir sembla poindre pour moi. J'étais dans la main d'un horloger !

Ce fut pour moi comme est dans un gros temps, à l'entrée d'un port difficile et dangereux, l'arrivée du pilote à bord d'un navire en détresse. D'une seule manœuvre dépend souvent son salut. — De même une main habile pouvait me sauver.

Hélas! vain espoir.

J'appris bientôt que mon pilote chronométrique était de Falaise, pays renommé à juste titre pour ses chevaux, ses bonnets de coton et ses fallots, mais non, que je sache, pour ses horlogers.

En cette qualité, mon nouveau propriétaire, nommé Pivotot, jouissait cependant d'une certaine réputation dans le pays.

Il avait dans cette ville un magasin bien monté où il menait de front avec l'horlogerie et la bijouterie, la fleur artificielle, les modes et la mercerie; il arrachait les dents, et faisait même, au besoin, les accouchements, — sans diplôme bien entendu.

De plus, il appartenait à plusieurs cercles ou sociétés plus ou moins savantes, desquelles il avait obtenu différentes médailles. Il est vrai qu'il était propriétaire de bons crûs de cidre et payait largement ses cotisations. Aussi le petit journal de l'endroit, — en cela assez semblable à ceux de Paris, — lui consacrait-il parfois sa prose et son encens. Mais les journaux sont si trompés, et surtout si..... trompeurs!

En définitive, mon Bréguet de Falaise qui, comme nous l'avons vu, venait se pourvoir d'horlogerie à une source aussi douteuse que celle du Mont de-Piété, n'était autre chose, en chronométrie, que le disciple de quelques tambours retraités de la garde nationale,—un confrère de la brosse grasse.

Il avait tout bonnement réduit l'art de la pratique de l'horlogerie à sa plus simple expression : *l'astiquage.*

Il traitait une montre comme une buffleterie ou une poignée de sabre, — au blanc et à la brosse ; — il nettoyait ses trous avec des allumettes !

Méthode économique et fort ingénieuse, sans doute, mais pourtant rarement efficace. Aussi, dans bien des cas, M. Pivotot était-il obligé d'avoir recours à des ouvriers de Paris, travaillant très-humblement en chambre et usant de moyens tout différents.

Un d'eux, auquel il me montra avant de partir, ayant reconnu mon pitoyable état, lui demanda, pour me réparer : 40 francs !

Malheureusement pour moi, l'horloger de Falaise recula devant ce sacrifice. Il fallut me

résigner au régime peu confortable de sa méthode qui, cependant il faut le dire, était
moins dangereuse que celle de Tapard.

A peine chez lui, une circonstance imprévue
faillit être la cause de ma fin et de ma complète destruction : — je n'étais pas contrôlée.
Le père Isaac, par économie, en avait exempté
ma boîte.

Il y avait donc à peine quelques jours que
j'étais accrochée à mon mousqueton et pen-
due à un des vitrages du magasin de Falaise,
lorsque les contrôleurs de la garantie s'y pré-
sentèrent pour faire leur visite coutumière.

Après une inspection assez minutieuse des
marchandises nouvellement arrivées, ils fail-
lirent mettre mon propriétaire en contraven-
tion, parce que je n'étais pas *poinçonnée*. Il
n'en fallut pas moins que toute la considération dont jouissait M. Pivotot dans le pays,
et toutes les preuves, bien évidentes, de sa
bonne foi, pour l'en exempter.

Néanmoins il dut, le lendemain même,
porter ma boîte au bureau de l'inspecteur,
pour me faire subir cette opération. Celui-ci
étant nouvellement en fonction, — et voulant

sans doute faire du zèle, — déclara le titre de son or au-dessous de la tolérance, et la coupa.

Ce n'était pas juste, il était à plus de 750 millièmes. Mais M. Pivotot ne discuta point. Il en fut pour sa montre — et moi pour ma boîte.

Or, tous les horlogers, même en chambre, sont assujettis aux visites fiscales de ces messieurs; d'ailleurs, disons-le, toujours très-courtois, mais qui, sous le prétexte du contrôle des montres, n'en ont pas moins le droit de se présenter à leur domicile à toute heure et d'en inspecter tels endroits qu'il leur plaît.

Cette formalité, qui peut encore s'expliquer pour la bijouterie et l'orfévrerie comme une garantie, pour le public, du bon aloi de l'or et de l'argent, faisant la principale valeur de ces objets, me semble, à moi pauvre victime, n'avoir aucune raison d'être pour l'horlogerie.

Dans une montre, qu'est la boîte?

— Rien.

Sinon que la caisse, l'enveloppe : ce que le contenant est à son contenu, ce que le zeste ou la coquille est à un fruit. Qu'importe donc qu'elle soit d'or, d'argent ou de cuivre; pourvu que l'intérieur soit bon.

Il y a des chronomètres portatifs de 700 fr., dont les boîtes n'ont pas une valeur de 15 fr. d'argent.

Assurément, si pour les montres — et dans l'intérêt du public, — il y avait un contrôle à faire et un poinçon à mettre, ce serait sur nos mouvements — et non sur nos boîtes.

En attendant, le ciseau du fisc venait de détruire la mienne.

Pendant plusieurs jours, je ne sus ce que mon propriétaire allait faire de moi. Je pressentais ma fin. Déjà je voyais en perspective l'inexorable boîte à ferraille, cette dernière demeure qui sert de sépulture aux montres.

Je m'y résignais volontiers, car une existence comme la mienne, qui ne peut plus être utile à personne, n'est-elle pas un lourd fardeau dont on est heureux de se voir débarrasser?

M. Pivotot décida différemment de mon sort. Il envoya mon mouvement à Paris, où il lui fit refaire une nouvelle boîte, — en argent, cette fois, et contrôlée.

Il est aussi une délicatesse de laquelle je lui rends ici sincèrement justice : celle de n'avoir fait gravé aucun nom sur ma nouvelle cuvette; elle portait seulement cette indication sacramentelle : *échappement à cylindre, huit trous en rubis.*

Cette fois, il me semblait que j'étais un peu plus honnête, plus autonome, plus moi. Au moins je n'affichais plus effrontément sur mon laiton un nom mensonger. Cependant, malgré cela, je ne sais pourquoi, en revêtant cette robe blanche et virginale, je ressentis comme le frisson d'une honte secrète, semblable à celui que doit éprouver une prostituée en touchant une couronne de fleur d'oranger.

Intérieurement, je me reconnaissais indigne de prendre place au rang de montre, et incapable de pouvoir jamais marquer l'heure,—ces parcelles du temps dont est formée l'éternité.

Assurément le dernier coup de main, — pour ne pas dire de grâce, — et la potion de blanc d'Espagne, selon la formule, que me donna M. Pivotot, n'étaient pas de nature à ressusciter un Lazare tel que moi. Aussi, en remettant ma dernière pièce en place, le brave homme tremblait comme s'il eût fait un mauvais coup. — Il avait plus peur que moi.

Après un effort, je fis encore tic-tac de mon mieux. Mais cette marche forcée réveilla de nouveau toutes mes douleurs organiques, et mon anxiété sur l'avenir recommença.

Je redoutais d'avance le mécontentement de ceux qui se laisseraient reprendre à mon extérieur candide, car ma nouvelle boîte en argent, — vrai gluau chronométrique, — me donnait, certes, un petit air mignon et humble à la fois, qui ne manquait pas de séduction.

A ce moment, nous touchions à l'époque d'une des foires les plus importantes du pays : celle du 10 août. M. Pivotot y avait un des plus beaux étalages. Il me fit prendre place dans la vitrine réservée à l'horlogerie.

Justement, la première montre qu'il vendit, ce fut moi.

J'avais séduit, qui?... Je n'ose le dire :

— Un gendarme!

Un gaillard barbu et moustachu de cinq pieds six pouces, — un mètre quatre-vingt-cinq, système métrique, — nommé Ducollet, qui m'acheta soixante francs, sans marchander, les paya, comme on dit, rubis sur l'ongle.

Lorsque je fus en contact avec l'épiderme

de sa poigne nerveuse, je crus que c'en était fait de moi. Toutes les molécules de mon laiton et de mes aciers se contractèrent comme pour échapper à son occlusion qui cependant, il faut le dire, n'avait rien de redoutable.

M. Ducollet, au contraire, me prit avec toute la délicatesse dont il était susceptible, et me mit dans sa poche avec la plus grande précaution du monde.

Comment! pensais-je dans mon effroi : une montre aussi petite que moi, aussi frêle, aussi quinteuse, ayant des rats à tous moments, appartenir à un gendarme, — la ponctualité même!

Assurément, disais-je, s'il se fie à mes aiguilles, il sera sans cesse en défaut et je le ferai aller à la salle de police, — lui qui mène les autres en prison. — Alors que me fera-t-il?...

De ce côté ma frayeur était mal fondée. Les gendarmes ont le cœur très-sensible, sinon à l'endroit des montres, du moins à celui du pot-au-feu, et surtout des cuisinières. D'ailleurs, celles-ci, — personne ne l'ignore, — les paient largement de retour.

La cuisinière semble vouée, par destination sociale, au municipal ou au gendarme, — comme la nourrice et la bonne d'enfant au tourlourou.

Aussi le sensible Ducollet n'avait-il pas fait mon emplette pour son usage personnel, mais bien pour faire un présent à l'objet de sa flamme, cordon-bleu renommé des environs, belle femme d'ailleurs, et faisant honneur à sa cuisine.

Or, nous étions à la veille du 15 août, et presque toutes les cuisinières, — dans le pays de Caux, — s'appellent Marie; ce qui explique parfaitement la galanterie de notre gendarme.

Je ne parlerai pas des tristes exploits culinaires que je fis aux feux de la cuisine! — des œufs à la coque que je fis durcir! — des rôts brûlés! — des entremets manqués! que sais-je! qui pourrait énumérer les mille tablatures que je fis endurer à la pauvre Marie?

Ce que je sais, c'est que plusieurs fois elle faillit me faire aller rejoindre dans son fourneau le carbone en ignition, que je fus la cause que ses maîtres crurent que le dieu Cupidon, — en uniforme de gendarme, — lui faisait tourner la tête et ses sauces, et qu'enfin elle perdit sa place et... sa réputation.

Cependant la pauvre fille avait essayé plusieurs fois de me donner à divers *carreleurs* de montres, dont je tais ici les méfaits, et qui, bien entendu, ne firent qu'empirer mon état. Si bien que dès le jour de son renvoi, elle me relégua au fond de sa malle, afin de s'éviter une autre fois les mêmes désagréments.

Elle fit bien, et j'y serais peut-être encore aujourd'hui, ce qui aurait pu prolonger indéfiniment mon existence; mais, — heureusement pour le lecteur, — le gendarme n'est pas l'emblème de la fidélité; comme les flots et le destin, il est changeant.

Un jour vint donc où Marie elle-même, de son côté, ne voulut plus rien conserver qui lui rappelât le souvenir de l'inconstant.

Justement elle était marraine d'un sien neveu, atteignant sa douzième année, lequel était sur le point de faire sa première communion.

C'était le fils d'un estimable épicier de Pontoise, nommé Canelle, auquel son père, depuis deux ans, faisait la promesse d'une montre pour ce jour-là.

La tante profita de l'occasion ; elle fit cadeau de la sienne à son filleul.

Me voilà donc tombée dans les mains d'un petit drôle de douze ans, tortu, mal planté, mal poussé, malpropre, hargneux, paresseux et bavard, ayant un menton de galoche, des yeux de taupe, un nez en pied de marmite avec une bouche menaçant d'avaler ses deux oreilles, — démesurément longues.

C'était l'idole de son père, dont il volait la cassonnade et les pruneaux ; l'enfant gâté de sa mère qui le voyait plus beau qu'un chérubin, parce qu'il avait des cheveux crépus comme un caniche ; petit prodige pour tous les deux, parce qu'il allait à l'école payante à raison de trois francs par mois, où il avait obtenu un premier prix, — celui de gourmandise, sans doute, — et qu'il avait mis deux années à apprendre son catéchisme, pour avoir une montre. Enfin une merveille, un phénix, — comme sont tous les enfants aux yeux aveugles de leurs père et mère.

Pour moi il fut simplement le petit bourreau auquel je dus mon coup de grâce.

Le jour de la communion arriva.

Il va sans dire que ce jour-là le sermon, l'office, l'eucharistie même, occupèrent bien moins mon drôle que sa montre avec laquelle il nargua tous ceux de ses camarades qui n'en avaient pas. Dieu sait ce que je souffris moi-même et combien de fois il me remit à l'heure.

Mais ce ne fut rien.

Le surlendemain il m'emporta à son école à l'insu de ses parents. Alors arriva l'heure de la récréation; hélas! ce fut celle de mon martyre.

Sur l'instigation du fils Canelle, une dizaine d'écoliers, dont le plus âgé n'avait pas treize ans, s'assemblèrent autour de son pupitre pour procéder à l'examen de mon mécanisme.

Ma boîte fut ouverte, bientôt les grattoirs et les canifs firent leur jeu; mon mouvement se détacha de sa boîte, et, en moins d'un quart d'heure, je n'avais plus ni spiral ni pivots à mes axes d'acier, la plupart étaient brisés ou faussés; mes roues étaient ployées, cassées ou leurs dents ébréchées, mes vis et mes ponts confondus.

Enfin, semblables à ces féroces carnassiers

qui déchirent les entrailles de leur victime pour lui dévorer le cœur, ces petits vampires ne me quittèrent pas qu'ils ne fussent parvenus à arracher de son barillet, avec mon âme et ma vie, mon grand ressort ! — Ils furent contents.

Mes débris passèrent de main en main aux écoliers de la classe du fils Canelle avec lesquels celui-ci les troqua en grande partie contre du pain d'épices. Mon grand ressort échut au fils d'un des perruquiers du pays ; celui-ci le donna à son père qui l'employa dans la confection de faux toupets et de tours postiches à l'usage des crânes caducs de Pontoise, et des vieilles femmes qui ont horreur de la calvitie.

— Telle fut ma fin.

Tel fut, cher lecteur, la fin prosaïque de cette montre de qualité que tu as connue d'abord si brillante, si admirée, si fière, et qui, parée d'or et de diamants, ne rêvant que palais, grandeurs et duchesses, se crut un instant destinée à devenir la dispensatrice de ces grandes heures qui marquent, règlent et décident de toute autre chose, que du sort d'une cuisinière ou d'un œuf à la coque.

Hélas! il a suffi de la main frêle et innocente d'un enfant pour briser d'un seul coup toutes ces vaniteuses espérances et causer la première chute qui devait me faire descendre l'échelle vulgaire des déceptions de la vie, d'échelon en échelon, jusqu'au degré d'abjection où je suis tombée.

Je n'eus pas même la consolation de voir mes restes rassemblés dans une même sépulture. Là, au moins, toutes mes molécules réunies eussent pu un jour, dans la même fournaise, s'embrasser de nouveau, et faire partie intégrante de la nouvelle feuille de métal qui sort du laminoir.

Et qui sait? si alors elles n'eussent pas concouru, une fois encore, à la confection d'une autre montre?

Et même, bien que mes débris aient été dispersés et livrés à tous les caprices du hasard, quel est celui qui pourrait affirmer que la montre neuve, achetée d'hier, sur le cadran de laquelle il lit l'heure en ce moment et dont il entend le faible et régulier murmure n'est pas composée de mes propres molécules, — et que je ne suis pas elle ?

Mais non !

Quand indépendamment du temps, ce grand chimiste de l'univers qui transforme tout, mes molécules organiques ont pu, dans le vaste creuset de l'industrie, se confondre encore avec les débris de mille autres machines et y faire les accouplements les plus adultérins. Ma vanité, ou la peur du néant, peut seule me faire rêver ici à un nouvel et ridicule assemblage de mes molécules pour perpétuer mon insignifiante individualité.

Aujourd'hui, l'acier des axes délicats dont j'étais si fière peut aussi bién faire partie de l'arbre puissant de la machine du colossal *Great-Eastern*, qui sillonne les îlots de l'Océan, comme de la frêle aiguille dont se sert la petite fille pour habiller sa poupée ; du paratonnerre qui domine le palais des rois pour braver la foudre, comme du clou planté à la semelle du soulier éculé du plus misérable mendiant.

De même enfin, aujourd'hui, le laiton constitutif de mes organes peut aussi bien faire

partie du télégraphe, dont l'étincelle électrique échange la pensée des peuples et les rapproche, comme du canon qui les divise et les
fait taire.

MONSIEUR TROTTEVITE

et

MONSIEUR VABIEN

DIALOGUE SUR L'HORLOGERIE

MM. Trottevite et Vabien sont deux estimables horlogers de notre connaissance qui se sont distingués autrefois dans cette honorable carrière, par une application rare et par plusieurs inventions qui leur ont valu les encouragements de la société qui porte ce nom.

Ils comptent à peu près le même nombre de lustres, et celui de leurs chapeaux atteste le peu de cas qu'ils font de leur coiffure. Le négligé de leur mise et la coupe de leur habit, sur lequel le passage de la brosse laisse voir la corde d'un drap d'un âge très-respectable, démontre depuis combien de temps nos deux artistes savent se mettre au-dessus du préjugé de la capricieuse mode.

Sans parler de leurs collets, qui attestent encore sur leurs chefs quelques rares cheveux, ni de la paupière paresseuse de leur œil gauche, semblant, par habitude, laisser faire ses fonctions à son voisin de droite, et, à ça près du nez, tant soit peu rouge de l'un, et de l'abdomen assez prononcé de l'autre, tel est, ou peu s'en faut, le portrait de nos deux horlogers, dont l'âge remonte déjà à bon nombre de vendanges.

De plus, ce sont deux amis d'enfance. Les mêmes relations et une certaine conformité de goûts les avaient autrefois étroitement liés.—Mais... dans ce monde rien n'est éternel, pas même l'amitié! dont le lien se dénoue facilement, quand il est lâche, et se rompt brusquement, quand il est trop serré.

C'est ce qui arriva un certain jour à nos deux amis, et cela au sujet de la différence des moyens avisés par chacun d'eux pour trouver le mouvement perpétuel que, plus tard, il faut le dire en passant, ils rencontrèrent chacun, — mais, hélas! là où ils ne l'avaient point cherché : — Trottevite dans le précieux instrument de la parole que possédait sa chère moitié, et Vabien dans le même mécanisme de sa portière.

Au bout de vingt et quelques années de cette petite brouille, nos deux artistes s'étant rencontrés à Paris, sur le quai de l'Horloge, renouèrent leurs anciennes relations d'amitié. Ils se donnèrent rendez-vous chez ce dernier, dans le but louable de reprendre, comme par le passé, leurs petits entretiens sur l'horlogerie, qui faisaient jadis tous leurs délices.

Vabien est horloger plus renforcé (pour ne pas dire burgrave) que son ami qui est moins âgé de quelques solstices. Il loge depuis près d'un demi-siècle dans la rue du Cherche-Midi, 14, où il n'a jamais cessé d'habiter l'étage supérieur de cette maison.

C'est là que le ponctuel Trottevite, qui demeure rue du Cadran (1), vient néanmoins pour goûter de nouveau les douceurs de l'amitié. Il avait déjà gravi les cinq étages de son ami, et, depuis un moment, assis sur le clas-

---

(1) Aujourd'hui rue Saint-Sauveur.

6

sique tabouret à trois pieds, les deux coudes posés sur l'établi, il contemplait, l'inflexible loupe à l'œil, un mouvement qu'aurait envié la prunelle des Pierre Leroy et Ferdinand Berthoud.

— Eh bien!... comment trouves-tu ça!... s'écria Vabien, qui avait cédé sa place à son ami pour l'inviter à cette petite exploration. Hein!... quels pignons!... quels engrenages!... quelle main!... on n'en fait plus comme ça!...

— C'est touché!... reprit Trottevite, en déposant, comme à regret, sur l'établi, le mouvement en question, qu'il sembla suivre encore un instant du coin de l'œil. Tu dois être heureux d'en tenir encore de semblables!...

— Heureux?... Mais je ne voudrais pas en réparer d'autres.

— Cependant, ils sont rares aujourd'hui, — ajouta Trottevite, en appuyant un peu sur cette phrase.

— Rares!... oui! parce que toi aussi, tu es comme les autres. Tu as abandonné l'art pour en faire un métier, et tu appelles ça du progrès. Moi... je suis resté fidèle à mes principes, l'horlogerie, pour moi, a toujours été

un art poétique, presqu'un culte... Et je dis
que condescendre à tenir dans sa main d'horloger des mouvements de montres et des
pendules tels que ceux qui se font aujour-
d'hui, c'est renier son art, profaner la science,
avilir sa dignité d'horloger pour faire concur-
rence à la serrurerie.

— Allons! n'exagérons pas, interrompit
Trottevite, et ne t'envole pas ainsi dans les
régions de l'horlogerie astronomique, prenant des airs de traître de mélodrame pour
foudroyer tous ces pauvres mouvements qui,
pour se cacher humblement dans le gousset
du prolétaire, n'en rendent pas moins des services à l'humanité.

Car!... indépendamment des chronomètres
qui règnent en souverains (quoique le temps
de ceux-ci commence à se passer), il y a aussi
l'horlogerie civile qui, pour être plus répandue,
n'en a pas moins son importance, qu'il faut
cependant reconnaître.

— Je ne reconnais qu'une chose, reprit vivement Vabien, d'abord : c'est que ce que
l'on nomme horlogerie, — civile ou non, —
doit servir à donner l'heure ; que l'heure

étant immuable, précise, conséquemment tous les instruments que l'on destine pour la mesurer, doivent être exécutés de manière à approcher de ce but autant que possible, et que, pour l'atteindre, il faut nécessairement que le raisonnement, la science, et, je le répète, l'art préside un peu à leur fabrication.

Je ne veux pas, pour cela, excommunier, comme tu dis, l'horlogerie civile, et n'admettre au rang de l'art, que l'horlogerie de haute précision; que celle dont la marche, tout à fait supérieure, demande, pour son exécution, nécessairement irréprochable, les connaissances pratiques les plus étendues et la possession des plus hautes sciences.

C'est l'apogée!...

Pour y atteindre je sais combien le chemin est rude et difficile; combien il est rempli de ronces et d'épines qui déchirent et tuent bien souvent celui qui s'y hasarde, avant même qu'il puisse cueillir un seul laurier, — surtout s'il n'est pas un peu favorisé de Plutus.

Mais si les Raphaël et les Michel-Ange sont rares, s'en suit-il, pour cela, que la pein ture ne fasse pas des progrès constants?

N'existe-t-il pas un abîme immense entre un peintre, quel qu'il soit, et l'homme qui, assis sur une planchette suspendue à une corde à nœuds, badigeonne, avec un balai, la façade d'une maison?...

Eh bien! suivant moi, il y a autant de différence entre les horlogers d'autrefois et ceux d'aujourd'hui, et entre les bonnes montres d'alors et la plupart de celles qui se font maintenant, où l'on semble vouloir faire une montre comme on fait un bonnet de coton, et la réparer comme on cire une paire de bottes,— en la brossant.

Je sais que, partisan du progrès, tu vas m'objecter que par la fabrication en grand, on est arrivé à une exécution plus facile et plus brillante.

Je répondrai oui!... plus apparente, plus flatteuse pour le coup d'œil. Mais pour l'observation scrupuleuse des principes et le résultat... non!... parce que la pensée du gain a été tout dans la fabrique, celle de l'art peu de chose. Aussi, pour quelques montres bien réussies, que font quelques rares fabricants, on en compte par milliers qui ne sont qu'un amas confus de pièces d'acier et de laiton, numérotées et adaptées tant bien que mal l'une à l'autre, sentant la douzaine et la grosse à un kilomètre de loin; n'ayant du nom qu'elles portent, qu'un cadran passable et des aiguilles de trop ; de valeur, que la différence du métal et du poids de leurs boîtes, et voilà ce qu'on offre pompeusement au public comme instrument propre à régler son temps, qui est composé des moments précieux de son existence, quand il est presque dangereux à une cuisinière de s'y fier pour cuire un œuf à la coque, — la montre pouvant s'arrêter et le laisser durcir.

Voilà les services que cette espèce d'horlogerie peut rendre à la société; voilà pourquoi, dans mon indignation d'horloger, je prends, comme tu dis, des airs d'un traître de mélodrame, pour foudroyer, — ne pouvant l'anéantir, — toute cette sorte d'horlogerie, qui est un vol fait à la conscience publique.

— Je ne m'attendais pas à une sortie semblable, — dit Trottevite, après une petite pause, — et je suis entièrement d'accord sur ce point. Certes, comme toi, je sais qu'il y a un genre d'horlogerie qui ne devrait pas porter ce nom, que celle-ci justement est celle qui est la plus répandue, et dont le nombre tend à augmenter chaque jour et la qualité à diminuer, — si toutefois il est possible de tomber plus bas; — mais sont-ce les horlogers qui en sont la cause?...

— Oui!

— Ils en sont les premières victimes.

— C'est possible... mais ce sont eux qui en sont la cause principale. Car s'ils eussent eu quelque chose de tant soit peu artistique au cœur, ils n'auraient jamais dû alimenter une telle fabrication et s'en rendre, en quelque sorte, complices, en consentant à livrer eux-mêmes à la circulation une quincaillerie semblable.

Dans tous les cas, la victime, ici, c'est le public qui paie pour avoir une chose utile et serviable, et qui, avec de semblables patraques, se crée, au contraire, de nouvelles vicissitudes. Car dans le chapitre des tribulations humaines, une mauvaise montre n'y joue pas le moindre rôle.

— Si le public, dont tu prends la défense, est victime ici, répondit vivement Trottevite, c'est lui-même qui a été son bourreau. Car s'il s'était toujours adressé directement aux horlogers, à ceux-là mêmes qui le sont réellement et qui travaillent de leurs propres mains, il n'eût jamais eu que de bonnes pièces, j'en suis sûr. Alors cet art ne serait pas devenu la proie d'une foule d'individus, n'ayant souvent pour guide que l'ignorance ou l'appât du gain ; pour science que celle des écus, et qui, grands ou petits, profitant de cet aveuglement du public, pour satisfaire leur mercantilisme, ont réduit aujourd'hui l'horlogerie au niveau du plus infime métier.

— Très-bien. Mais pourquoi les horlogers les ont-ils imités?... Pourquoi ne se sont-ils pas attachés à ne vendre que des montres parfaites?... Pourquoi enfin ont-ils favorisé le commerce de ces mêmes individus, en consentant à tenir dans leurs mains des serrures qui n'avaient aucune des conditions voulues pour bien donner l'heure?...

— Parce qu'un homme ne peut pas vivre de poésie et de limaille, car si l'une soutient l'âme, l'autre tuerait le corps, parce qu'il faut enfin qu'un homme mange.

— Prosaïque.

— Parce que tu ne t'adresserais pas à un pédicure pour te faire tailler les cheveux.

— Je te ressemble... je n'en ai plus.

— Alors pour te faire faire un toupet?

— Sans doute.

— Eh bien! pour l'horlogerie, il est un certain public qui fait tout le contraire... Il ne va pas chez le chapelier acheter sa chaussure, chez le marchand d'encre son lait, chez le porteur d'eau son vin, ni aux pompes funèbres pour se marier... Mais pour acheter sa montre ou sa pendule, il va chez un bijoutier, un libraire, un opticien, un tapissier, un ébéniste, un brocanteur, un marchand d'habits, un marchand de ferraille, un marchand de poterie; il irait même, je crois, jusque chez un marchand de chevaux.

Il va dans les foires, dans les bazars, au coin des rues, sous les portes cochères et sur les bornes; il va partout, excepté chez l'horloger.

Il s'adressera encore, pour faire réparer sa

montre, à son facteur, à son perruquier; si c'est un garde national à son tambour, plutôt qu'à un horloger.

Aussi voit-on des montres et des pendules en étalage partout. Là, avec des pelles et des pincettes; ici, avec des timbales, des poivrières, des plats et des fourchettes. Autre part, dans des vases de nuit et des cocotiers, sur des pantoufles et des bidets... ou bien... au milieu de vieux bouquins et de vieilles seringues, de bretelles, de vieilles culottes, de vieilles ferrailles et de vieilles bottes; partout enfin, excepté chez l'horloger qui seul n'en a pas, — ce qui est son signe le plus distinctif.

Voilà pourquoi et comment bien des horlogers affligés de la même prose que moi, c'est-à-dire voulant vivre, ont bien été obligés d'accepter la position que tous ces dispensateurs ont faite à l'horlogerie.

— Pauvre horlogerie! murmura Vabien.

— Dis donc, pauvre public!... car ce n'est pas tout!... après avoir acheté son horlogerie dans ces endroits, il la confond encore avec les objets les plus vulgaires. Une montre, pour lui, semble être sortie d'un moule; elle doit marquer l'heure par le seul fait qu'elle s'appelle montre. — C'est dans sa nature comme dans celle d'un griffon d'aboyer. — Et si on lui parle d'usure ou de réparation, alors il lâche le grand mot : *C'est un cheval à l'écurie.* Seulement, à celui-ci, on lui donne à manger tous les jours.

Il fait bien graisser la roue de son cabriolet tous les mois, ferrer son cheval suivant la somme de chemin qu'il a pu faire, réparer ses vêtements et son linge suivant le temps qu'il les a portés; enfin, remplir sa fontaine quand il en a puisé l'eau!... Pourtant... son cheval et son cabriolet se reposent au moins la nuit; il ne porte ses vêtements que le jour et il ne boit pas toujours de l'eau, — mais il sait que tout cela peut s'user, et sa fontaine se vider.

Pour sa montre! — ce petit mécanisme si délicat, composé de si petits rouages, faisant mille révolutions diverses, cette petite machine, resserrée dans un si petit espace, qu'on porte avec soi si négligemment dans son gousset, cette montre enfin qu'on interroge à tout moment, qui vous sert pour tout,

qui marche le jour et la nuit, à laquelle on
n'accorde ni paix ni trève, qui donne par
heure *dix-huit mille* coups de balancier, c'est-
à-dire *quatre cent trente-deux mille* par jour
ou *cent cinquante-sept millions six cent quatre-
vingt mille* par an, c'est tout différent ; elle ne
doit jamais s'user. Elle doit marcher indéfiniment.

Oui!... il se sert de l'heure tous les jours,
il en a besoin à chaque minute. Par an, il dé-
pense plus pour la plus infime de ses futilités
que pour l'entretien de son horlogerie. C'est
égal, quand celle-ci a besoin de réparation, il
sera récalcitrant. C'est alors à des brosseurs
enrégimentés furtivement dans le corps des
horlogers, — et qui n'en ont que le pompon,
— qu'il s'adressera pour (comme il dit) la
faire seulement *dégraisser!* quand tout l'ac-
quit d'un habile horloger ne serait, certes,
pas de trop pour la mettre en état.

— Quelle avalanche tu déchaînes là contre
le public, — hasarda doucement le sévère
Vabien, qui, pendant la bordée véhémente de
son interlocuteur, avait pris gravement place
dans un vieux fauteuil rempaillé, pour hymer

mieux à l'aise une de ces bonnes prises qui font l'honneur de son nez. — S'il en est ainsi, ajouta-t-il, après une petite pose et en fermant lentement sa tabatière, dont la capacité eût fait pâlir celle de Cassandre, — je plains l'horlogerie.

— A la bonne heure !

— Oui... mais je blâme les horlogers.

— Comment !... encore ?... demanda Trottevite d'un air surpris.

— Sans doute !... car en s'entendant ensemble, répondit Vabien, les horlogers eussent pu éviter l'avilissement d'un art aussi recommandable qui, je le répète, grâce au concours coupable d'hommes comme toi, n'est plus aujourd'hui qu'un infime métier que tout le monde fait ou veut faire, et que personne ne connaît.

— Je te vois arriver ; tu veux en venir aux jurandes et aux maîtrises, ou tout au moins au chef-d'œuvre obligatoire d'autrefois pour l'élève qui voulait professer.

— Où serait le mal ?... Les docteurs ne sont-ils pas tenus d'avoir un diplôme et de passer des examens ?

7

— Ce qui ne les empêche pas, — repartit Trottevite, de tuer selon la formule, les charlatans de s'enrichir, et eux de végéter souvent comme beaucoup d'horlogers de grand mérite que je connais.

— Qu'importe... reprit Vabien, pour la médecine au moins ; la Faculté est l'émule de l'art, le rempart de la science où vient se briser l'ignorance du charlatanisme. N'est-ce donc pas quelque chose ?

Par exemple, l'école des Beaux-Arts ne met-elle pas chaque année des élèves en loge pour le concours du prix de Rome ? N'est-ce donc rien pour les jeunes artistes ?

Eh bien ! pourquoi ce qui se fait pour la peinture et la sculpture ne pourrait-il pas se faire pour l'horlogerie ?

L'art, qui a pour but la mesure du temps, la connaissance des longitudes en mer, qui est le guide des navigateurs sur tous les océans, serait-il au-dessous de celui d'assembler quelques couleurs sur une toile ou de faire promener un ciseau sur un bloc de pierre ?... Non ! certainement. S'il est moins en considération aujourd'hui, n'accuse que l'indifférence honteuse de ces horlogers qui, comme toi, n'ont plus aucun sentiment artistique.

— Tu en parles à ton aise.

— A mon aise.... reprit Vabien un peu piqué.—Qui eût donc empêché, par exemple, ceux qui embrassèrent l'horlogerie, — alors qu'elle était florissante,—de s'unir entre eux pour former, au point de vue de l'art, une association sérieuse; de se grouper sans cesse autour de tous les hommes d'élite qui, pendant un siècle, ont tour à tour illustré l'horlogerie de leurs noms?

L'autorité de leur science et de leur mérite incontestable, leurs travaux, leur concours, notre union à tous, enfin l'importance de cet art aurait pu, de cette manière, attirer, en France, l'attention d'un gouvernement sur l'horlogerie. Et, certes, on eût pu alors lui imprimer une direction toute contraire à celle qu'elle a suivie; abandonnée au hasard et livrée à toutes les embûches de la spéculation mercantile qui, pour faire de l'argent, fait tout dégénérer et avilit tout.

— Ce que tu dis là est fort beau, — répondit Trottevite, — un peu vrai peut-être, si les gouvernements d'alors, mieux inspirés, avaient pris cette industrie sous leur puissante égide. Mais quant à l'influence que tu prétends qu'une société d'horlogers aurait pu exercer sur les destinées, tu t'abuses singulièrement.

D'abord celles-ci n'ont nullement fait défaut, et bien que toutes celles qui se sont formées successivement aient eues toutes pour programme l'intérêt général, elles n'ont jamais guère servi que les intérêts mesquins de quelques coteries éphémères, engendré des ridicules rivalités, et, malgré la sincérité et le dévouement de quelques-uns de leurs fondateurs, toutes ont fini par se désagréger faute de cohésion.

— Mais on eût pu former une académie d'horlogerie, interrompit Vabien.

— Ce qui n'aurait certainement rien changé à ce qui existe aujourd'hui ; seulement on compterait un hôpital de plus pour les vanités malades, — voilà tout. — Car les académies particulières, comme la plupart des sociétés, dites savantes, ne sont pas autre chose.

— Pessimiste et septique que tu es, s'écria Vabien, en frappant sur le bras de son fauteuil, — tu ne crois donc plus à rien du tout.

— Si, je crois que chez toi le sentiment artistique est trop vif. Il t'égare la raison.

— Toi, tu raisonnes comme une pièce de cinq francs.

— Non, je suis de mon siècle, voilà tout. Je marche avec lui, — riposta aussitôt Trottevite, — je vois les choses au daguerréotype de la vérité, tu les vois au microscope de l'imagination. Voilà entre nous la seule différence. Et cela, ajouta-t-il, je le conçois de ta part.

— Comment?... explique-toi au moins, demanda Vabien, d'un air froissé.

— C'est facile. Ton père était horloger fort distingué. Dès ton enfance tu rêvas horlogerie. Tes goûts étant d'accord avec sa volonté, tu embrassas cet art avec ardeur, absorbant tout ton être dans l'étude des sciences exactes. Pour toi, animer le métal, le faire obéir aux lois mécaniques pour l'assujettir à la mesure du temps et aux observations astronomiques, tel a été depuis lors ton unique passion. Voilà comment ton amour toujours croissant pour cet art a pour ainsi dire borné la sphère de ton existence à ton établi. Aussi, hors de là, es-tu resté tout à fait en arrière du siècle.

C'est pourquoi tu rejettes sans cesse sur la corporation des horlogers ce qui n'est que la conséquence logique de la marche des choses et des exigences de notre époque. Aujourd'hui, la lumière fait mal aux yeux, et toutes les académies, toutes les vérités, toute la science chronométrique du monde ne diminueraient en rien l'amour du public pour le colifichet, le clinquant, et la patraque. Enfin, il y a cinquante années que tu travailles pour l'amour de l'art, où en es-tu?... Encore obscur ouvrier à façon.

— Obscur ouvrier! murmura Vabien, jetant à ce mot un regard significatif sur Trottévite.

— Artiste, si tu veux, — reprit aussitôt celui-ci, voyant qu'il avait froissé la susceptibilité de son interlocuteur, — peu importe le mot.

— Oui, artiste, interrompit Vabien d'une

voix accentuée, — et je m'en fais gloire. Mon père l'a été toute sa vie.

— Justement... Tous les deux vous avez excellé par votre savoir et vos travaux qui ont fait la fortune et la réputation de plusieurs noms en vogue. Mais vous, qu'avez-vous obtenu?...—la fortune?... à peine peux-tu vivre.

De la gloire?... rien n'est plus obscur que le nom de Vabien.

De la renommée?... à part un ou deux individus trouvant leur compte à t'alimenter d'ouvrage difficile qu'ils ne sauraient exécuter, tu es aussi ignoré que les habitants de la lune.

— Si je ne suis pas connu du public, du moins je jouis de la considération des plus hautes sommités horlogères dont l'éclat des noms seuls m'honore, et suffit pour m'encourager et me rendre digne de leur estime. Tandis qu'avec tes doctrines, tu ne peux mériter que leur blâme.

— C'est possible... Mais d'abord, quoi que tu puisses dire de l'amour de l'art, — mon pauvre Vabien, — je ne crois pas, pour mon compte, que la satisfaction seule d'exécuter de beaux ouvrages d'horlogerie, et l'honneu de travailler humblement à l'ombre des lauriers d'une sommité chronométrique quelconque, — quel que soit son nom, — puisse être une compensation suffisante pour dédommager le travailleur.

En Turquie, un seul regard du sultan suffit, dit-on, pour combler d'honneur et de considération l'humble mortel qui le reçoit.

A la Bourse, une poignée de main de Rothschild suffit pour relever le crédit le plus compromis de celui qui la reçoit. Mais, — quelque approbateur, et même gracieux, que puisse être le sourire d'une célébrité horlogère, — je ne sache pas qu'aucune de ces mêmes marques de sollicitude, — fût-elle donnée publiquement, — puisse avoir d'autre valeur pour le pauvre diable qui la reçoit, que celle, tout au plus, de pouvoir s'en prévaloir auprès du garçon de peine de l'atelier ou de la cuisinière de la maison. — Assurément, le moindre billet de mille ferait bien mieux son affaire.

Quant aux hommes qui blâment mon insouciance pour l'art et déclament contre ceux qui m'imitent, je les connais. Au lieu de lancer leurs foudres chronométriques dont on rit et qui crèvent dans l'air comme une bulle de savon, qu'ils fassent donc d'abord, — ces grands déclamateurs, — que l'ouvrier capable et studieux puisse espérer de son labeur journalier une rémunération large et au moins en rapport avec son talent, son mérite et les sacrifices qu'il a faits.

Qu'ils fassent que les émoluments de celui qui travaille à nos plus belles machines horaires de haute précision, ne soient pas au-dessous du salaire du manœuvre qui remue la pelle dans un chantier.

Qu'ils fassent enfin que l'artiste qui, d'un peu de laiton et de carbure de fer, crée ces pièces si délicates, si hardies, si difficiles, et dont les savantes combinaisons doivent combattre jusqu'aux influences des lois physiques auxquelles la moindre molécule ne peut échapper; ne soit pas obligé d'abandonner ce travail de son goût pour chercher dans l'horlogerie de pacotille, ou le coucou de la forêt Noire, la ration de pain qui lui est nécessaire pour assurer son indépendance et l'existence de sa famille. Alors les apostasies artistiques ne seront plus à craindre. Aussi voilà pourquoi, — ajouta Trottevite, — j'ai rompu avec l'art depuis longtemps, pour me fiancer avec le commerce.

— Belles fiançailles !

— Qu'importe, je m'en trouve bien. Oui ! j'ai laissé Apollon pour Mercure, l'établi pour le comptoir, le tour pour la balance, c'est plus facile à manier et surtout plus lucratif.

— Qui sait, peut-être plus glorieux, — dit ironiquement Vabien.

— Tu l'as dit : oui plus glorieux, continua Trottevite, et les faits sont là : en veux-tu une preuve?... Vois nos expositions industrielles, les seules où l'horlogerie soit admise.

Elles devaient être, pour les travailleurs, l'arène où chacun d'eux pût entrer en lice, pour concourir loyalement, et avec ses propres œuvres, aux récompenses nationales.

Que sont-elles aujourd'hui? Une grande réclame, un grand bazar où chaque marchand a une succursale de sa boutique, et étale sa marchandise, marchandise qu'il n'a eu que le mérite de pouvoir acheter. Est-il riche? il en a beaucoup, elle est belle. Alors il obtient les récompenses, la gloire et la renommée; il donne à la foule son prospectus et l'adresse de son magasin. — Il a l'honneur et le profit.

L'artiste, le créateur, on ne le connaît point, les rigueurs de la nécessité l'ont exclu du concours, et il végète ignoré dans quelque grenier.

Ainsi, tu le vois, les ronces et l'oubli pour le travailleur. Pour la boutique? — non-seulement la faveur publique et la richesse, — mais la gloire, les lauriers, les médailles, les récompenses nationales, au marchand qui a donné de l'extension à son commerce, la Légion d'honneur!

— Quoi qu'il en soit et quoi que tu dises, — interrompit Vabien en se levant précipitamment, l'art des Huygens, des Harisson, des Pierre Leroy, des Ferdinand Berthoud, aura toujours des émules qui seront fiers de marcher sur leurs traces.

— Leurs traces? — répondit tranquillement Trottevite, — c'est la science, l'étude, le travail; aujourd'hui, en horlogerie, ce serait le chemin de l'hôpital.

— L'hôpital!... — s'écria Vabien en faisant une pose sur ce mot ; — Gilbert y rendit le dernier soupir, — c'est le Panthéon des poëtes... Pourquoi ne serait-ce pas celui des artistes ? Puisque ton siècle n'en a pas d'autres à offrir à l'étude, à la science, au travail, y entrer, c'est une gloire qui en vaut une autre.

Sache donc, âme mercantile et métallique, que le véritable artiste ne puise la sienne que dans sa conscience, dans le mérite de ses œuvres, et non pas à la loterie de ces récompenses officielles et de circonstance, qui souvent ne sont que de la renommée à l'encan ou presque toujours le fruit de l'intrigue... Que lui importe, à lui, l'oubli et les faveurs de la foule ignorante ? n'a-t-il pas la conscience de sa valeur et de son mérite ?

Ses œuvres, ses créations, oui, voilà ses jouissances, voilà la gloire muette à laquelle il est sensible, la seule qui parle à son cœur, à sa conscience, celle-là lui suffit : c'est la vraie !

— J'admire ton désintéressement, mon cher Vabien, et je rends une fois de plus hommage

à la source pure des faciles consolations que
tu donnes à l'artiste, — dit Trottevite en sou-
riant ; mais reprit-il, pour ton âge, tu es par
trop candide. Les émules de nos jours pen-
sent différemment. Ils sont plus positifs. La
conscience ?... Ils mettent ça de côté, et ils
laissent l'art sans profit pour la patente qui
rapporte et supplée au savoir.

— A t'entendre, il faudrait biffer l'art de
l'horlogerie, interrompit Vabien d'un air
d'incrédulité. Dis tout de suite qu'il n'y a
plus d'horlogers.

— Dieu m'en garde, répondit Trottevite, il
y en a plus que jamais. Seulement de notre
temps, pour faire un élève en horlogerie, il
fallait huit ou dix années d'apprentissage, pendant lesquelles tout était sacrifices pour l'é-
lève ; il devait posséder en entrant les mathématiques, les éléments de chimie et des autres
sciences ; ce n'était qu'à ces conditions abso-
lues et par un travail opiniâtre qu'on arrivait
à acquérir toutes les connaissances théoriques
et pratiques qui constituaient alors un horloger, — même ordinaire.

Il est vrai que dans ces temps-là le savoir

était prépondérant, et qu'un artiste horloger jouissait, à juste titre, d'une certaine considération ; mais aujourd'hui qu'elle est toute dans les écus, les émules de nos jours ne visent plus qu'à celle-là.

— Ce ne sont là que des exceptions, interrompit de nouveau Vabien.

— Des exceptions ?... sais-tu ce qu'on appelle aujourd'hui un horloger ?... C'est un individu qui, pendant deux ou trois ans, qu'il nomme apprentissage, s'est assis machinalement devant un établi, et qui en sort sachant tenir une loupe à l'œil, ignorant tout maniement du tour et de la lime, ne connaissant que celui de la brosse ; — sa chimie ?... c'est la dissolution du blanc d'Espagne dans l'alcool ; — ses mathématiques ?... la valeur du gramme d'or et d'argent. — Il ignore ce que c'est qu'un degré de cercle. Pour lui la tangente est de l'hébreu. Le reste de son savoir et de sa science est dans ses jambes et chez le marchand de fournitures, chez lequel il court sans cesse tout chercher, tout, depuis des bouchons tout percés et tournés pour ses trous, jusqu'aux vis et aux goupilles de ses montres ; tout enfin, puisqu'il ne sait plus faire aucune pièce de ses doitgs.

J'ajouterai même, — poursuivit Trottevite, — que plus d'habileté lui serait inutile. Car aujourd'hui ce qu'on demande à un ouvrier, c'est qu'il fasse bien le nœud de sa cravate, que son habit soit d'une belle coupe, qu'il porte un faux-col et qu'il connaisse les grammes ; — c'est là le plus difficile. Quant au reste, pourvu qu'il ait les mains blanches et qu'il puisse ouvrir et fermer une montre devant le client sans la laisser tomber, et prendre au besoin une loupe, voilà tout ce qu'on lui demande. Avec cela, il ne travaille-rait pas chez toi ni chez moi ; mais il est sûr d'occuper la première place dans les maisons d'horlogerie les plus en vogue de nos jours, en attendant qu'il en ouvre une, et qu'il ob-tienne à son tour la vogue et des médailles aux expositions.

— Tu as la bosse de l'exagération, inter-rompit Vabien.

— Je n'exagère pas, je dis vrai, ajouta Trot-tevite avec vivacité, car les horlogers de cette sorte on en fait aujourd'hui à la grosse, comme des plumes métalliques, sans compter ceux qui se font tout seuls.

— Tout seuls ? — murmura Vabien, en hochant ironiquement la tête.

— Oui, tout seuls, répliqua vivement Trottevite, car depuis l'individu qui crie dans les rues, aux coins des passages, des montres à 10 centimes avec la chaîne de 150 maillons, jusqu'au libraire qui vend des livraisons et donne pour prime au public ébahi une montre ou une pendule ne valant guère mieux que sa littérature, — mais seulement qu'il paie fort chère, — tous se disent horlogers.

— Vraiment, tu vas trop loin, — interrompit sévèrement Vabien, — comment peux-tu ravaler l'horlogerie au point de la mettre ainsi en parallèle avec des crieurs ambulants ou des marchands de papier taché d'encre, parce que ceux-ci, pour faire avaler au public de la prose en rame, y ajoutent une espèce de cuivrerie qu'il leur plaît d'appeler pendule ou montre? N'est-il pas certain que le public qui s'adresse à ces sortes d'industriels en fera bonne justice, et qu'il ne tardera pas à s'aper-

cevoir que l'espèce d'horlogerie que ces brocanteurs lui font ainsi avaler, n'est autre
chose qu'une pilule mal dorée?

— Bien dorée, au contraire, — répondit
Trottevite d'un air de triomphe, — et le public ne dira pas, fût-ce même un peu tard,
qu'on ne l'y prendra plus, et ce sont eux qui
vendront toujours le plus de montres et de
pendules.

— C'est possible, mais qu'importe, de tels
gens ne seront jamais considérés, par un
homme de bon sens, pour des horlogers.

— Assurément, ni par moi non plus. Mais
seulement, — dit Trottevite, — le bon sens
est plus rare que tu ne penses, et c'est encore un fait que je te signale, parce qu'il te
prouve une fois de plus le degré d'apprécia-
tion dont le public de notre époque est capable, et qu'il te démontre ce qu'on peut attendre d'un tel juge.

Pour lui tout est denrée, une montre ou du
beurre, peu lui importe la chose, et le vendeur,
— c'est le poids qui le guide, — il ne connaît
que ce qui se compte, se pèse ou se mesure.
L'art aujourd'hui ne s'estime plus, il se vend

au cent, au mètre ou au kilog. Oui, mon cher Vabien, ajouta Trottevite en terminant, voilà où est réduit de nos jours ton art des Huygens, Harisson, Pierre Leroy et Ferdinand Berthoud, etc.

— C'est égal, dit Vabien, après avoir aspiré une seconde prise et en mettant brusquement sa tabatière dans sa poche, il doit y avoir quelque chose à faire..... Et nos deux amis se séparèrent en échangeant une cordiale poignée de main.

.   .   .   .

.   .   .   .

Pour compléter ce récit, nous devons ajouter, en fidèle narrateur, que le 22 décembre 1857, c'est-à-dire environ deux ans après le petit entretien que nous venons d'esquisser, celui qui eût passé ce jour-là, à neuf heures du matin, aux abords de l'hôpital de Bicêtre, eût rencontré un corbillard de dernière classe sortant de cet hospice, et cheminant vers le cimetière de Villejuif.

Un homme, la tête découverte, suivait silencieusement par derrière, et formait, seul, avec les deux croque-morts, tout le cortége du convoi.

C'était celui de Vabien.

L'homme qui accompagnait le corbillard, c'était Trottevite.

Seul, il était venu rendre les derniers devoirs à son vieil ami, artiste de grand mérite, délaissé et oublié de tout le monde.

Une ophtalmie, survenue par suite d'un travail trop assidu, lui avait fait perdre presqu'entièrement la vue. Ne pouvant plus travailler, il avait dû solliciter la faveur d'entrer à Bicêtre, ce qu'il avait obtenu, non sans de grandes protections, car Vabien n'avait pas encore l'âge exigé.

Quatre mois après il en sortait, comme on vient de le voir.

FIN

TABLE

CHAPITRE VII

Paris. — Imp. Émile Voitelain et Cᵉ, 61, rue J.-J.-Rousseau.

PETITES TABLETTES

CHRONOLOGIQUES

À L'USAGE DE TOUT LE MONDE

GUIDE

pour choisir, diriger et régler les domestiques
et les Pendules

SUR L'ORIGINE